Push your Career Publish your Thesis

Science should be accessible to everybody. Share the knowledge, the ideas, and the passion about your research. Give your part of the infinite amount of scientific research possibilities a finite frame.

Publish your examination paper, diploma thesis, bachelor thesis, master thesis, dissertation, or habilitation treatises in form of a book.

A finite frame by infinite science.

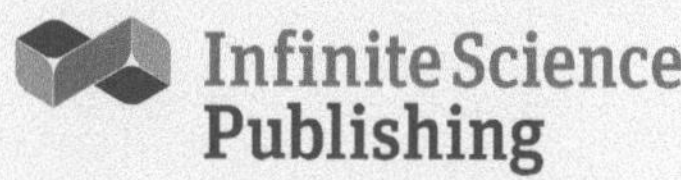

University Press Imprint of
Infinite Science GmbH
MFC 1 | Technikzentrum Lübeck
BioMedTec Wissenschaftscampus
Maria-Goeppert-Straße 1
23562 Lübeck, Germany
book@infinite-science.de
www.infinite-science.de/bookstore

Thomas Weidinger

Computertomographie mit quantenzählenden Detektoren

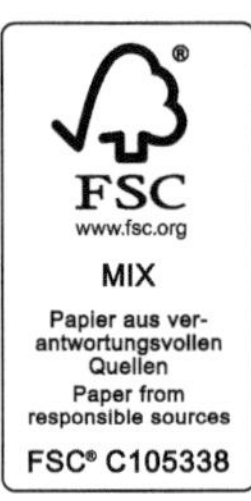

© 2016 Infinite Science Publishing
University Press and
Academic Printing

Imprint of Infinite Science GmbH,
Technikzentrum | MFC 1
Maria-Goeppert-Straße 1
23562 Lübeck, Germany

Cover Design and Illustration: Uli Schmidts, metonym
Editorial and Copy Editing: Universität zu Lübeck, Institut für Medizintechnik

Publisher: Infinite Science GmbH, Lübeck, www.infinite-science.de
Printed in Germany, BoD, Norderstedt

ISBN Paperback: 978-3-945954-30-0

Das Werk, einschließlich seiner Teile, ist urheberrechtlich geschützt. Jede Verwertung ist ohne Zustimmung des Verlages und des Autors unzulässig. Dies gilt insbesondere für die elektronische oder sonstige Vervielfältigung, Bearbeitung, Übersetzung, Mikroverfilmung, Verbreitung und öffentliche Zugänglichmachung sowie die Einspeicherung und Verarbeitung in elektronischen Systemen.

Die Wiedergabe von Gebrauchsnamen, Handelsnamen, Warenbezeichnungen usw. in dieser Publikation berechtigt auch ohne besondere Kennzeichnung nicht zu der Annahme, dass solche Namen im Sinne der Warenzeichen- und Markenschutz-Gesetzgebung als frei zu betrachten wären und daher von jedermann verwendet werden dürften.

Bibliografische Information der Deutschen Nationalbibliothek:
Die Deutsche Nationalbibliothek verzeichnet diese Publikation in der Deutschen Nationalbibliografie; detaillierte bibliografische Daten sind im Internet über http://dnb.d-nb.de abrufbar.

Author

Dr. rer. nat. Thomas Weidinger
Institute of Medical Engineering
University of Lübeck
Ratzeburger Allee 160
23562 Lübeck, Germany
E-mail: weidinger@imt.uni-luebeck.de

Series Editor

Thorsten M. Buzug
Institute of Medical Engineering
University of Lübeck

**Research Series of the
Institute of Medical Engineering
University of Lübeck**

The book series includes reserach foci of the Institute of Medical Engineering of the University of Lübeck, which is working on physical sensing and imaging instrumentation as well as image computing and system modeling in medical and technical applications.

In particular, the series covers the areas of medical and technical imaging using tomographic techniques. This includes the development of reconstruction algorithms, signal-processing methods, front-end electronics, and contrast agents.

Thomas Weidinger

Computertomographie mit quantenzählenden Detektoren

**Research Series of the
Institute of Medical Engineering
University of Lübeck – Volume 2**

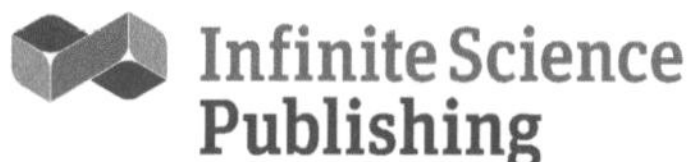

Inhaltsverzeichnis

Abstract

Motivation

Modern Computed Tomography aims at the dose–efficient imaging of the interior of the human body. An important step to further improve dose–efficiency is the usage of photon–counting detectors (PCDs). These detectors measure not only the spacial distribution of the radiation behind the patient, but also the energy of each individual detected photon. Compared to established detectors, the new technology provides some advantages. Electronic noise manifests in PCDs only as a limitation of spectral resolution and does not influence the quality of gray–scale images in scans with lowest radiation doses. The inherent ability to access spectral information with such devices can be applied to reduce the ammount of contrast agents administered to patients in some clinical routines. Alternatively, the spectral information can be utilized to enhance the quality of gray–scale images or generate material–segmented or –separated images without requiring data from additional scans as established Dual–Energy systems do. Unlike to standard detectors, photons registered in PCDs are not weighted with their energy, holding out the prospect of better dose usage due to increased image contrast.

Methods

This thesis evaluates the benefits of the new detector technology regarding electronic noise, resolution of the X–ray spectrum, and achievable contrast gain based on elaborate simulations that take into account the relevant physical processes. Results conducted from simulation studies are validated with measurements using a prototype CT scanner with photon–counting detector. The main subject of the thesis is the deduction of an iterative, statistical image reconstruction algorithm that creates material–separated images directly from the raw–data of PCDs.

Results

A reduction in image noise due to the absence of electronics noise in PC sensors was confirmed in scans applying lowest radiation doses. Moreover, contrast could be enhanced significantly in gray–scale images for several investigated contrast materials by exploiting the available spectral information in PCD data. The proposed reconstruction algorithm is suitable to reconstruct material–separated images and is a first step towards quantitative CT. For a routine reconstruction of data in clinical CT–scanners either an improvement of convergence speed is necessary or an elevation in computing power of the employed hardware.

Summary

All conducted studies prove the clinical benefit of the new detector technology through enhanced image contrast and better dose usage. The gain in spectral information is comparable to established Dual–Energy systems, but can be measured directly in a single scan, using one polychromatic X–ray source.

Kurzfassung

Motivation

Das Ziel moderner Computertomographie ist die dosiseffiziente Bildgebung der inneren Anatomie des menschlichen Körpers. Ein weiterer, wichtiger Schritt in diese Richtung ist die Verwendung quantenzählender Detektoren (PCDs), da diese nicht nur die räumliche Strahlungsverteilung hinter dem Patienten messen, sondern auch die Energie der detektierten Photonen. Dabei bietet die neue Detektortechnologie im Vergleich zu bisher in der CT eingesetzten Detektoren einige Vorteile. Elektronikrauschen äußert sich in PCDs im Wesentlichen in einer Limitierung der spektralen Auflösung und beeinflusst nicht mehr signifikant die gemessene räumliche Strahlungsverteilung und damit das Bildrauschen. Die zusätzlich gewonnene spektrale Information kann zu einer Verringerung der Kontrastmittelgaben oder einer Optimierung der Bildqualität in Grauskalen–Bildern genutzt werden. Ebenfalls möglich ist die Generierung materialsegmentierter bzw. -separierter Bilder aus den Daten eines einzigen Scans, ein zusätzlicher Scan wie in Dual–Energy–Scannern ist nicht nötig. Die registrierten Quanten werden zudem nicht mit ihrer Energie gewichtet, wie in konventionellen Detektoren, was einen gesteigerten Bildkontrast erwarten lässt.

Methoden

In dieser Arbeit wurden auf Basis detaillierter Simulationen und unter Berücksichtigung der relevanten physikalischen Prozesse, die Vorteile der neuen Detektortechnologie bezüglich Elektronikrauschen, Auflösung des Röntgenspektrums und möglicher Kontrastzugewinne quantifiziert. Sämtliche Ergebnisse der durchgeführten Simulationsstudien wurden anhand von Messungen mit einem Prototyp–CT mit zählendem Detektor überprüft. Den Kern der Arbeit bildet ein iterativer, statistischer Rekonstruktionsalgorithmus, der rohdatenbasiert direkt materialseparierte Bilder erzeugt.

Ergebnisse

Ein verringertes Bildrauschen, bedingt durch die Abwesenheit des Elektronikrauschens in PCDs, konnte für Scans bei sehr geringen Strahlungsdosen bestätigt werden. Auch ein gesteigerter Kontrast in Grauskalen–Bildern wurde unter Ausnutzung der verfügbaren spektralen Information für alle untersuchten Materialien verzeichnet. Der vorgestellte Algorithmus eignet sich gut zur Rekonstruktion materialseparierter Bilder und stellt einen ersten Schritt in Richtung quantitativer Computertomographie dar. Für eine routinemäßige Verwendung in klinischen Scannern bedarf es jedoch noch einer Verbesserung der Konvergenzgeschwindigkeit bzw. einer erhöhten Rechenleistung der verwendeten Hardware.

Zusammenfassung

Alle Studien belegen den klinischen Nutzen der neuen Detektortechnologie aufgrund gesteigerter Bildqualität bzw. besserer Dosisnutzung. Der Gewinn an spektraler Information ist vergleichbar mit etablierten Dual–Energy–Scannern, kann jedoch bei der Verwendung einer polychromatischen Röntgenquelle mit nur einem System gemessen werden.

1 Einleitung

Den Grundstein für die Entwicklung der Radiologie legte 1895 Wilhelm Conrad Röntgen,
als er bei Experimenten mit Kathodenstrahlen auf eine bis dato unbekannte Art der
Strahlung stieß, die das lichtundurchlässige Gehäuse seiner Versuchsapparatur scheinbar
ungehindert durchdrang [Gla95]. Nach nur etwa acht Wochen Forschungsarbeit veröf-
fentlichte Röntgen in seiner Mitteilung „Über eine neue Art von Strahlen" [Rö96] seine
detaillierten Erkenntnisse zur entdeckten Strahlung und läutete damit das Zeitalter der
nichtinvasiven medizinischen Bildgebung ein. Innerhalb kürzester Zeit verbreitete sich
die Entdeckung, und ihre Anwendung in der medizinischen Diagnostik etablierte sich
auf der gesamten Welt. Dies war insbesondere dadurch möglich, da Röntgen auf eine
Patentanmeldung seiner Erfindung verzichtete. Für seine bahnbrechende Arbeit erhielt
Röntgen den ersten Nobelpreis, der im Bereich Physik vergeben wurde. In den folgenden
Jahren wurde die medizinische Bildgebung mit Röntgenstrahlung weiter verbessert.
Ab 1967 arbeitete Godfrey Hounsfield an der Entwicklung einer neuen Methode der
überlagerungsfreien Bildgebung des Körperinneren [Hou73]. Zuvor war er als Leiter
einer Entwicklungsgruppe maßgeblich am Bau des ersten komplett aus Transistoren
bestehenden Computers beteiligt gewesen. Seine Idee bestand in der computergestützten
Auswertung mehrerer unter verschiedenen Winkeln aufgenommener Projektionen, um
überlagerungsfreie Bilder des Körperinnern zu erhalten. Eine Projektion ist dabei ein
Überlagerungsbild, das bei einer planen Durchleuchtung eines Objekts mit Röntgenstrahlung entsteht. Für die Bildrekonstruktion bediente er sich dabei von Allan M. Cormack
entwickelter Algorithmen [Cor63, Cor64]. Weder Hounsfield noch Cormack war bewusst,
dass die mathematische Basis für die Inversion der tomographischen Projektionen bereits
1917 vom böhmischen Mathematiker Johann Radon geschaffen worden war [TBB05].
Im Jahr 1971 gelang schließlich die erste computertomographische Untersuchung eines

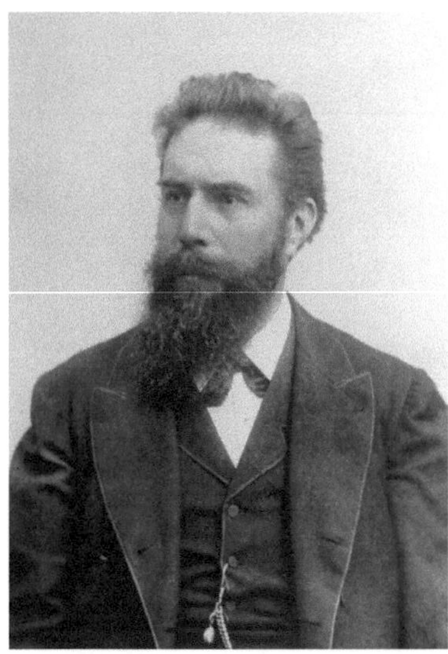

Abbildung 1.1: Wilhelm Conrad Röntgen; Quelle: Wikipedia

Menschen. Dies war die Geburtsstunde der modernen Computertomographie (CT) . Zusammen erhielten Hounsfield und Cormack 1979 dafür den Nobelpreis.

Bis vor wenigen Jahren lag der Entwicklungsschwerpunkt in der Computertomographie auf einer schnelleren Datenakquisition und einer Reduktion der Patientendosis. Wichtige Schritte hin zu einer raschen Datennahme waren die Entwicklung der Fächerstrahl- bzw. Kegelstrahl-CT [Hen89, HLN76, FDK84] sowie die 1989 von Willi Kalender vorgestellte Spiral-CT [KSKV90, KVPS90]. Eine zunehmend größer werdende Anzahl an Detektorzeilen gestattete darüber hinaus die gleichzeitige Messung der Daten in mehreren Schichten. Diese Entwicklung scheint jedoch unter anderem aus Kostengründen, inzwischen zum Erliegen gekommen zu sein. Aktuell rücken zunehmend Anwendungen in den Vordergrund, die sich die spektrale Bandbreite der emittierten Röhrenstrahlung zunutze machen. Dabei gibt es verschiedene Ansätze [KW08, KGN$^+$09], die spektrale Information zugänglich zu machen. Während für „Dual-Source Dual-Energy CT" [FMB$^+$06, PBK$^+$08, KW08, JFSR11] die Anzahl der Detektoren und Röntgenröhren verdoppelt wird, nutzt das „rapid kVp switching" [KPVK86, ZS08, GCL11] dieselbe Röhre, verändert aber zwischen aufeinanderfolgenden Projektionen die angelegte Röhrenspannung. Eine andere Herangehensweise [HWJS04, CNA05, KW08, WZS12] unterteilt den Detektor in eine obere Schicht, die auf niederenergetische Quanten sensitiv ist und eine tiefer liegende Schicht, in der überwiegend hochenergetische Quanten absorbiert werden. Beide Schichten können dabei separat ausgelesen werden. Eine Alternative zu diesen Ansätzen bieten quantenzählende Detektoren [BNI+09]. Sie machen es im Gegensatz zur Dual–Source Dual–Energy CT nicht erforderlich, zwei Quellen und Detektoren in den Scanner zu integrieren und sind in ihrem spektralen Auflösungsvermögen a priori nicht auf die Differenzierung maximal zweier Spektren beschränkt. Im Hinblick auf rapid kVp switching oder Mehrschichtdetektoren bieten sie zudem eine bessere spektrale und je nach Bauweise auch eine höhere räumliche Sensitivität. Zudem stellen quantenzählende Detektoren in gewissen Szenarien eine gesteigerte Bildqualität [Shi05, FWD+07, INM+09] [WBF+12] im Vergleich zu etablierten Detektortechnologien in Aussicht.

Nach einer kurzen Einführung in die relevanten physikalischen Grundlagen der Computertomographie in Kapitel 2 sowie der Vorstellung der verwendeten Soft– und Hardware in Kapitel 3 widmet sich diese Arbeit der Untersuchung des klinischen Mehrwertes zählender Detektoren. In Kapitel 4 wird das Bildrauschen in Abhängigkeit der verwendeten Detektortechnologie untersucht. Da sich in Quantenzählern das Elektronikrauschen kaum auf die gemessene Zahl der Photonen auswirkt, konnte anwendungsabhängig eine Reduktion des Bildrauschens nachgewiesen werden. Kapitel 5 untersucht die Vorteile der neuen Detektortechnologie hinsichtlich der gewonnenen spektralen Information, die szenarioabhängig eine Steigerung des Kontrast–zu–Rausch–Verhältnisses und damit der Bildqualität in Graustufenbildern ermöglicht. Zusätzlich konnte für die verwendete Detektorgeometrie anhand des spektralen Auflösungsvermögen des zählenden Detektors ein Richtwert für eine vernünftige Anzahl an Komparatorschwellen[1] abgeleitet werden. In Kapitel 6 wird ein speziell auf zählende Detektoren zugeschnittener Rekonstruktionsalgorithmus vorgestellt. Dieser berücksichtigt quantenzählerspezifische Korrekturschritte und ermöglicht die direkte, simultane Rekonstruktion von Materialbildern. Der vorgestellte Algorithmus kann somit als ein wichtiger Schritt hin zur quantitativen Computertomographie aufgefasst werden.

Es sei noch darauf hingewiesen, dass in der gesamten Arbeit sämtliche Zahlenwerte in der amerikanischen Schreibweise notiert wurden, mit einem Punkt (.) als Dezimaltrennzeichen.

---

[1] vgl. Abschnitt 2.5

2 Computertomographie

2.1 Klinische Scanner

Die essentiellen Bestandteile eines gewöhnlichen Computertomographen, die für die Bildakquisition notwendig sind, sind Röntgenquelle und Detektor. Beide Komponenten sind auf einer Gantry montiert, welche um das zentrale Messfeld rotieren kann, vgl. Abb. 2.1. In den Anfängen der Computertomographie waren die Geräte noch mit Röntgenröhren ausgestattet, die Röntgenstrahlen in einem sehr kleinen Winkelbereich aussandten. Diese erste Generation an CT–Geräten, siehe Abb. 2.2(a), konnte deshalb nur ein Detektorelement gleichzeitig bestrahlen und benötigte eine linear fahrbare Röntgenröhre, um vollständige Projektionen aufzunehmen zu können. Die Aufnahmezeit kompletter Sinogramme dauerte daher mehrere Minuten und die Bildqualität litt folglich u.a. besonders unter Artefakten, welche der Patientenbewegung während der Akquisition geschuldet waren. Bereits die zweite Scannergeneration, siehe Abb. 2.2(b), benutzte Strahlenquellen mit Fächergeometrie, um eine kleine Gruppe Detektorpixel simultan auszuleuchten. Die Linearbewegung der Röhre war nach wie vor nötig, allerdings konnte der Bewegungsumfang und damit die Akquisitionszeit deutlich reduziert werden. Erst die dritte Generation an CT–Geräten (Abb. 2.1) ermöglichte die Bildgebung sich bewegender Objekte wie dem Herz durch eine Reduktion der Scanzeit auf einen Sekundenbruchteil [BSM+06]. Durch die weite Fächerstrahlgeometrie moderner Scanner ist es möglich, das komplette Detektorfeld auszuleuchten und damit auf den linearen Versatz der Quelle zu verzichten. Heutzutage sind praktisch alle CT–Scanner im klinischen Einsatz Geräte der dritten Generation.

Der folgende Abschnitt liefert einen Überblick über den grundlegenden Aufbau und die

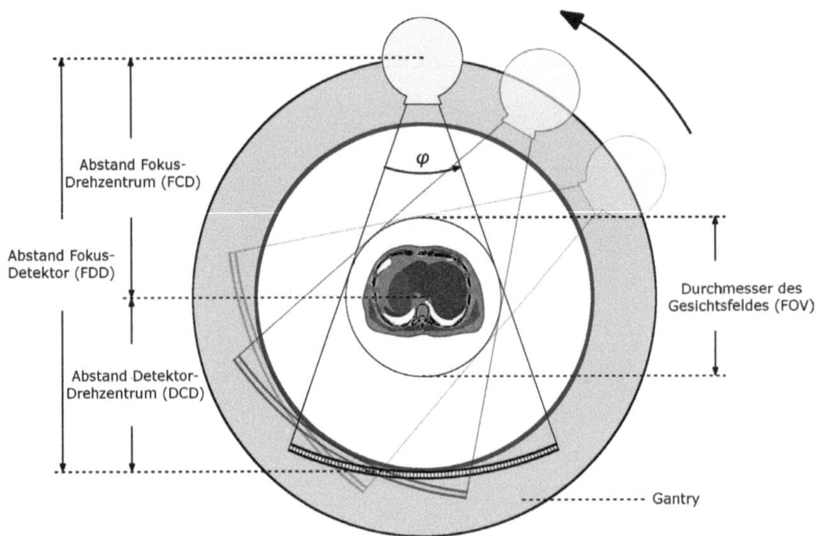

Abbildung 2.1: Schematischer Aufbau eines CT–Scanners der 3. Generation. Der Fächerwinkel φ legt den Durchmesser des Gesichtsfeldes (FOV) über die Relation $d_{\text{FOV}} = 2R_{\text{FCD}} \tan(\frac{\varphi}{2})$ fest. R_{FCD} ist dabei der Abstand zwischen Fokus und Drehzentrum. Abbildung in Anlehnung an [Buz08].

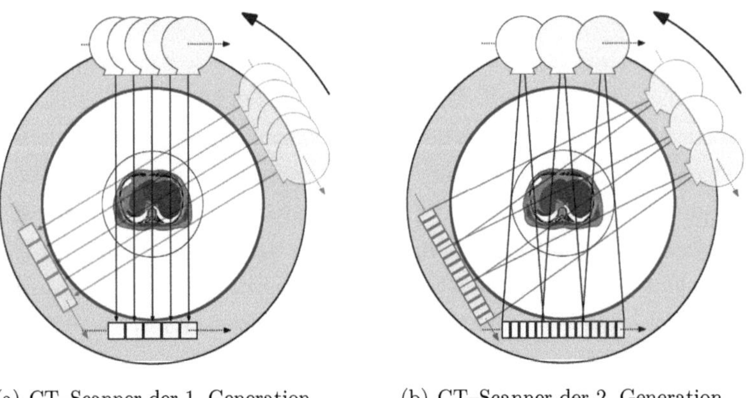

(a) CT–Scanner der 1. Generation   (b) CT–Scanner der 2. Generation

Abbildung 2.2: Scanner der 1. und 2. Generation machten einen linearen Versatz der Röntgenquelle notwendig um vollständige Projektionen zu messen. Dies zog deutlich längere Akquisitionszeiten und damit eine erhöhte Anfälligkeit der Messungen für Bewegungsartefakte nach sich. Abbildungen in Anlehnung an [Buz08].

Funktionsweise von Röntgenröhren und Detektoren. Der Schwerpunkt liegt dabei auf dem Detektionsmechanismus und der Signalgenerierung quantenzählender Detektoren sowie deren Anwendung in der klinischen Bildgebung. Des Weiteren werden die fundamentalen physikalischen Wechselwirkungen zwischen Röntgenstrahlung und Materie vorgestellt.

2.2 Aufbau von Röntgenröhren

Der Zweck der Röntgenröhre ist die Erzeugung der für klinische Untersuchungen benötigten Strahlung. Eine Illustration des grundlegenden Aufbaus von Röntgenröhren findet sich in Abb. 2.3. Elektronen werden an der Kathode durch thermische Emission aus dem Glühfaden freigesetzt. Die Anzahl der emittierten Elektronen hängt von der

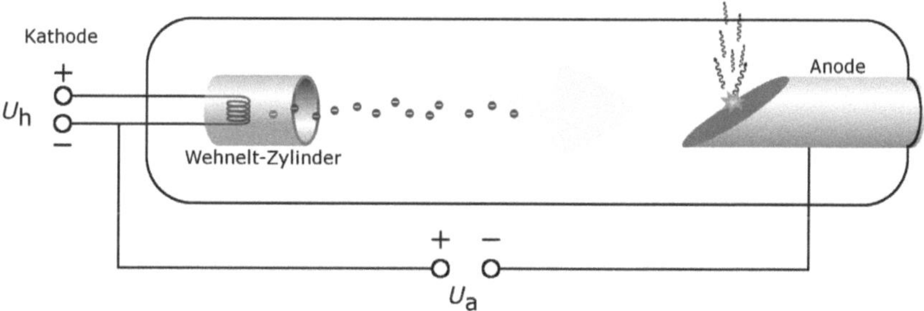

Abbildung 2.3: Schematischer Aufbau einer Röntgenröhre. U_h bezeichnet die Heizspannung die an das Filament der Glühkathode zur Elektronenemission angelegt wird. U_a ist die Beschleunigungsspannung und legt zusammen mit dem verwendeten Anodenmaterial die Form des emittierte Röntgenspektrum fest. Abbildungen in Anlehnung an [Buz08].

Austrittsarbeit des Filamentmaterials und dem durchfließenden Heizstrom I_h ab. Um einer schnellen Abnutzung vorzubeugen wird der Glühfaden meist aus Wolfram gefertigt. Dieses Material weist neben einer niedrigen Austrittsarbeit den erforderlichen hohen Schmelzpunkt auf. Wird der Faden mit einer Schicht aus Thorium oder Bariumoxid bedampft, setzt dies die Austrittsarbeit der Metallelektronen weiter herab und erhöht in Folge dessen die Ausbeute thermischer Elektronen [Bar65]. Die von der Röhre erzeugte Strahlendosis , der ein Patient bei einem Scan ausgesetzt wird, ist direkt proportional zur Anzahl thermischer Elektronen, die zur Anode hin extrahiert werden. Damit ist der Röhrenstrom die wichtigste Regelungsgröße zur Kontrolle der Strahlendosis.
Die freigesetzten Elektronen werden, angetrieben durch die angelegte Röhrenspannung U_a, in Richtung Anode beschleunigt. Ein Wehneltzylinder bündelt den Elektronenstrahl

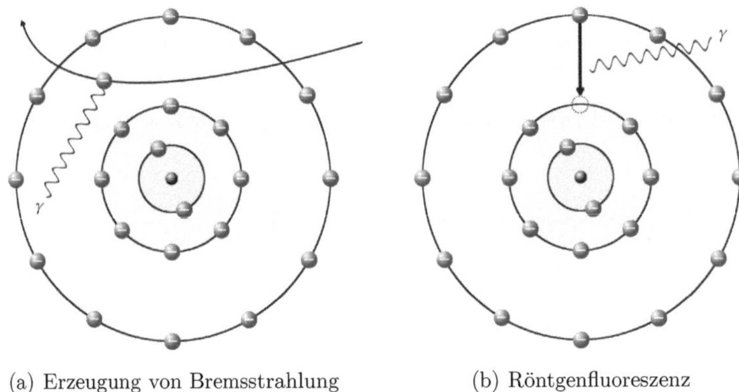

(a) Erzeugung von Bremsstrahlung   (b) Röntgenfluoreszenz

Abbildung 2.4: Illustration der beiden relevanten physikalischen Prozesse bei der Erzeugung von Röntgenstrahlung. Abbildungen in Anlehnung an [Buz08].

auf einen kleinen Fokuspunkt auf der Anode. Eintreffende Elektronen werden im Coulombfeld des Anodenmaterials und durch Stöße mit dessen Schalenelektronen abrupt abgelenkt und gebremst [Sei04].

Auch für das Anodenmaterial wird Wolfram bevorzugt, obwohl in manchen Fällen auch Molybdän– oder Rhodiumanoden zum Einsatz kommen. Wolfram weist aufgrund seiner hohen Ordnungszahl (Z) ein gutes Bremsvermögen für eintreffende Elektronen auf. Dennoch können auftreffende Elektronen einige Atomlagen durchdringen, bevor ihre gesamte kinetische Energie entweder in Strahlung oder in Wärme in Form von Gitterschwingungen des Anodenmaterials transferiert wird. Allerdings ist die Anregung von Gitterschwingungen sehr viel wahrscheinlicher als die Emission von Röntgenstrahlung. Lediglich etwa $1 - 2\%$ der kinetischen Energie der Elektronen wird in Strahlung umgewandelt [Sed09], der Rest ist Wärmeverlust. Daher muss das Anodenmaterial einen möglichst hohen Schmelzpunkt sowie eine gute thermische Leitfähigkeit aufweisen, um eine effiziente Kühlung zu gewährleisten [Buz08, Kri13].

Zwei unterschiedliche physikalische Phänomene bestimmen die Gestalt der Energieverteilung der generierten Röntgenstrahlung. Das Bremsstrahlungsspektrum lässt sich zurückführen auf die Elektronenstreuung (vgl. Abb. 2.4(a)) welches zusätzlich überlagert wird von einem für das Anodenmaterial charakteristischen Linienspektrum. Dieses stammt von Fluoreszenzphotonen, siehe Abb. 2.4(b)).

Das Bremsstrahlungsspektrum ist kontinuierlich, mit einer maximalen Energie der Röntgenquanten

$$E_{\mathrm{max}} = e\,U_{\mathrm{a}}, \qquad (2.1)$$

die allein durch die angelegte Röhrenspannung vorgegeben ist. Dabei bezeichnet e die Elementarladung.

Das diskrete Linienspektrum charakterisiert das Anodenmaterial, denn es hängt von den spezifischen Bindungsenergien der inneren Schalenelektronen der konstituierenden Atome ab. Schnelle Elektronen mit ausreichend kinetischer Energie können diese Schalenelektronen herausschlagen, woraufhin ein Elektron einer höher liegenden Schale den freigewordenen Zustand einnehmen kann. Dabei wird die Energiedifferenz beider Zustände als charakteristische Strahlung frei.

Die aus der Anode austretende Strahlung passiert das Austrittsfenster des Röhrengehäuses und gegebenenfalls weitere dünne Metallschichten. Letztere wirken als Filter und halten überwiegend niederenergetische Photonen zurück. Somit wird das Spektrum aufgehärtet, d.h. der Schwerpunkt des Spektrums verlagert sich zu höheren Photonenergien. Auch eine Erhöhung der Röhrenspannung führt zu härteren Spektren mit besserer Gewebedurchdringung. Niederenergetische Röntgenquanten tragen nur wenig bis keine Information zu CT–Bildern bei, da sie fast vollständig vom Körper des Patienten absorbiert werden. Daher würden sie lediglich zur Strahlenbelastung des Patienten, insbesondere von dessen Haut, beitragen.

In der klinischen Bildgebung eingesetzte Filtermaterialien sind beispielsweise Aluminium, Zinn und Titan mit Dicken von wenigen hundert Mikrometern bis hin zu einigen Millimetern [KNSF10, JFSR11]. Gefilterte Spektren einer Wolframanode sind in Abb. 2.5 dargestellt, für Röhrenspannungen von $80\,\mathrm{kVp}$ bis $140\,\mathrm{kVp}$. Die Vorfilterung umfasst $3.5\,\mathrm{mm}$ Aluminium und $0.9\,\mathrm{mm}$ Titan.

2.3 Wechselwirkung von Röntgenstrahlung mit Materie

Man unterscheidet vier verschiedene Wechselwirkungsformen zwischen Röntgenstrahlung und Materie: kohärente (Rayleigh-) und inkohärente (Compton-) Streuung, photoelektrische Absorption und Paarbildung. Röntgenröhren werden im klinischen Betrieb in etwa zwischen $50\,\mathrm{kVp}$ und $150\,\mathrm{kVp}$ betrieben [Buz08]. Dieser Energiebereich ist weit unter

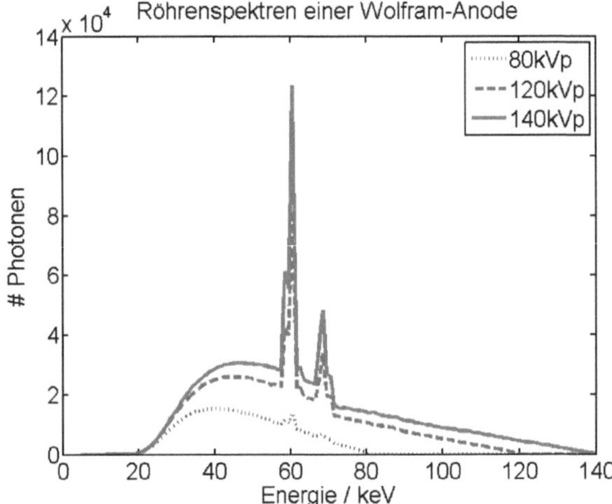

Abbildung 2.5: Vorgefilterte Spektren (3.5 mm Al, 0.9 mm Ti) einer Röntgenröhre mit Wolframanode betrieben bei einer Spannung von 80 kVp (blau, punktiert), 120 kVp (grün, gestrichelt), und 140 kVp (rot, durchgezogen). Der kontinuierliche Teil stammt von der Elektronenstreuung, die aufgeprägten Maxima sind die charakteristischen Linien des Anodenmaterials.

der doppelten Ruhemasse eines Elektrons, die für die Paarbildung nötig ist, so dass diese in der Computertomographie keine Rolle spielt. Im Folgenden werden die relevanten Wechselwirkungsmechanismen zwischen Strahlung und Materie kurz vorgestellt.

2.3.1 Streuung

Kohärente Streuung

Die Streuung von Röntgenlicht[1] an Materie kann in zwei Anteile zerlegt werden: kohärente (elastische) Rayleighstreuung und inkohärente (inelastische) Comptonstreuung. Im Fall kohärenter Streuung wird keine Energie vom Lichtquant an das streuende Teilchen abgegeben. D.h. es ändert sich lediglich die Bewegungsrichtung des gestreuten Photons. Rayleighstreuung ist ein Grenzfall der Comptonstreuung für Photonen deren Wellenlänge viel größer als der klassische Durchmesser des streuenden Atoms ist. In diesem Fall ist es möglich, die nur schwach gebundenen äußeren Hüllenelektronen im klassischen Atommodell als harmonischen Oszillator zu nähern, der angeregt durch das elektromagnetische Feld der eintreffenden Lichtwelle kohärent schwingt. Diese Schwingung führt zur Ausbildung eines Dipolmoments zwischen Hülle und Atomrumpf und damit

---

[1] Licht wird in dieser Arbeit synonym für elektromagnetische Strahlung verwendet.

zur Abstrahlung von Energie mit gleicher Frequenz aber veränderter Ausbreitungsrichtung. Der Streuquerschnitt σ und damit die Schwächung eines Strahlenbündels durch Rayleighstreuung ist in etwa invers proportional zur zweiten Potenz der Energie E des gestreuten Röntgenquants [Kri09, SFVS08] im für CT relevanten Energiebereich

$$\sigma_{\text{kohärent}} \propto \frac{Z^{1.5}}{E^2}. \tag{2.2}$$

In diesem Bereich ist der Wirkungsquerschnitt für Rayleighstreuung für Elemente mit niedriger Ordnungszahl (Wasser, Körpergewebe) verhältnismäßig klein verglichen mit dem Querschnitt für Comptonstreuung oder photoelektrische Absorption.

Inkohärente Streuung

Comptonstreuung impliziert immer auch einen Energieübertrag auf das streuende Schalenelektron. Das Targetelektron wird dabei herausgeschlagen und das streuende Atom damit ionisiert, so dass eintreffende Photonen eine Energie aufweisen müssen, die mindestens gleich der Bindungsenergie des Targetelektrons ist, damit an diesem Comptonstreuung stattfinden kann. Für Photonenergien, wie sie in der klinischen Computertomographie auftreten ist dieses Kriterium in der Regel für Elektronen auf äußeren Schalen erfüllt. Der Wirkungsquerschnitt kann durch Integration des differentiellen Wirkungsquerschnitts, der durch die Klein–Nishina–Gleichung [KN29] definiert ist, über den Raumwinkel errechnet werden. Der Wirkungsquerschnitt ergibt sich nach [LR09] zu

$$\sigma_{\text{incoherent}} = 2\pi r_e^2 \left[\left(\frac{1+\mathcal{E}}{\mathcal{E}^2} \right) \left(\frac{2(1+\mathcal{E})}{1+2\mathcal{E}^2} - \frac{\ln(1+2\mathcal{E})}{\mathcal{E}} \right) \right. \\ \left. + \frac{\ln(1+2\mathcal{E})}{2\mathcal{E}} - \frac{1+3\mathcal{E}}{(1+2\mathcal{E})^2} \right]. \tag{2.3}$$

Die reduzierte Energie $\mathcal{E} = \frac{h\nu}{m_e c^2}$ ist dabei das Verhältnis von Photonenenergie $E_\gamma = h\nu$ zur Ruheenergie $m_e c^2$ des Streuelektrons. Comptonstreuung ist der dominante Schwächungsmechanismus für Materialien mit niedriger Ordnungszahl Z, wie z.B. Wasser, Knochen oder anderer Körperbestandteile.

2.3.2 Photoelektrische Absorption

Der dominante Beitrag zur Röntgenschwächung für Elemente hoher Ordnungszahl Z kommt von der photoelektrischen Absorption. Bei diesem Effekt überträgt ein einfallendes Lichtquant seine gesamte Energie auf ein Schalenelektron des schwächenden Materials und ionisiert dieses. Analog zur Comptonstreuung muss dazu die Energie des Photons die Bindungsenergie des getroffenen Elektrons übersteigen. Röntgenstrahlen, deren Energie nur wenig über der charakteristischen Bindungsenergie eines Elektrons liegt, haben dabei eine erhöhte Wechselwirkungswahrscheinlichkeit [SB05]. Dies äußert sich auch im Wechselwirkungsquerschnitt durch Diskontinuitäten bei den jeweiligen charakteristischen Energien (K–, L–, M–Kanten, etc.). Der stetige Teil des Wirkungsquerschnitts wird meist genähert mit

$$\sigma_{\text{photoelektrisch}} \propto \frac{Z^n}{E^3}, \tag{2.4}$$

wobei der Exponent n zwischen $n \approx 3.6$ für Elemente niedriger Ordnungszahl und $n = 3$ für Elemente höherer Ordnungszahl variiert [Whi77, Hal36]. Die Abhängigkeit des Wechselwirkungsquerschnitts von der Ordnungszahl leuchtet auch intuitiv ein, da eine größere Anzahl an Elektronen an Elemente höherer Ordnungszahl gebunden ist. Damit bieten diese Materialien mehrere potentielle Ziele (Targets) als solche mit geringer Ordnungszahl [Kri09].

2.3.3 Linearer Massenschwächungskoeffizient

Der lineare Massenschwächungskoeffizient $m(E)$ beschreibt die Schwächung eines infinitesimal dünnen Strahlenbündels durch die kombinierten Beiträge von Streuung und photoelektrischer Absorption. Er ist elementspezifisch und definiert als der totale Wechselwirkungsquerschnitt

$$\sigma_{\text{tot}}(E) = \sigma_{\text{kohärent}}(E) + \sigma_{\text{inkohärent}}(E) + \sigma_{\text{photoelektrisch}}(E) \tag{2.5}$$

geteilt durch die Masse M_a eines einzelnen Targetteilchens des entsprechenden Materials

$$m(E) = \frac{\sigma_{\text{tot}}(E)}{M_\text{a}}. \tag{2.6}$$

Der lineare Massenschwächungskoeffizient im für klinische CT relevanten Bereich ist für einige Materialien in Abb. 2.6 gezeigt. Deutlich erkennbar ist der abrupte Anstieg des Koeffizienten bei den charakteristischen Energien (Bindungsenergien) des jeweiligen Elements. Ist die Energie einfallender Photonen nämlich größer oder gerade gleich der Bindungsenergie eines Schalenelektrons so steht dieses Schalenelektron als weiteres Targetteilchen für photoelektrische Absorption oder Comptonstreuung zur Verfügung, während Photonen mit geringerer Energie auf diese Weise nicht wechselwirken können.

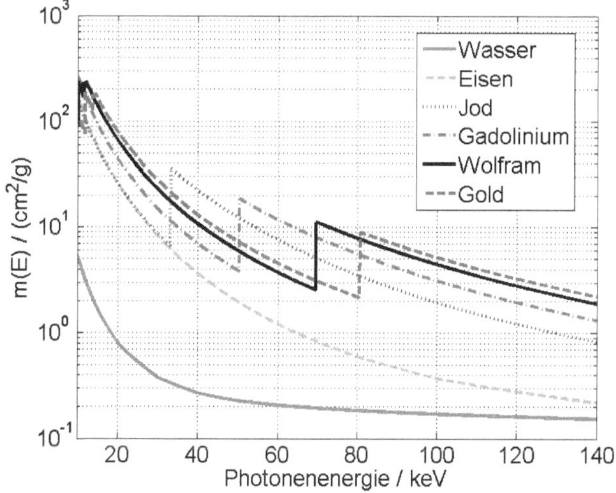

Abbildung 2.6: Energieabhängigkeit des linearen Massenschwächungskoeffizienten für unterschiedliche schwächende Materialien.

2.3.4 Lambert–Beersches Gesetz

Betrachtet man ein Volumenelement wie in Abb. 2.7, dann hängt die von ihm verursachte lineare Schwächung in Richtung x von der Anzahl darin enthaltener Atome und ihrem jeweiligen energieabhängigen Wechselwirkungsquerschnitt ab. Der Einfachheit halber wird angenommen, dass nur Atome einer Sorte in dem betrachteten Volumenelement vorkommen. Dann ist die Gesamtschwächung μ für ein monoenergetisches Photonenbündel gerade das Produkt des totalen Wirkungsquerschnitts σ_{tot} eines einzelnen Atoms mit der Anzahldichte n der Atome in diesem Volumenelement:

$$\mu = \sigma_{\text{tot}}(E) \cdot n = m(E) \cdot \rho \tag{2.7}$$

Diese Gleichung kann auch anhand der Massendichte ρ und des linearen Massenschwächungskoeffizienten $m(E)$ ausgedrückt werden.

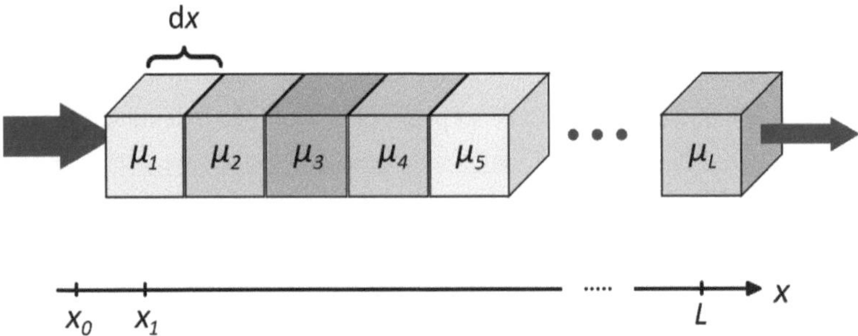

Abbildung 2.7: Illustration der Schwächung von Röntgenstrahlung in Materie. Jedes der Volumenelemente trägt entsprechend seines jeweiligen Schwächungskoeffizienten μ_i zur Gesamtschwächung des Strahls bei. Integriert man die Schwächung entlang der Ausbreitungsrichtung des Strahlenbündels auf erhält man die Gesamtschwächung. Abbildungen in Anlehnung an [Buz08].

Die Änderung der Photonenzahl beim Durchqueren des Volumenelements ist proportional zum Produkt der Schwächung des Volumens mit der Anzahl einfallender Lichtquanten

$$-\frac{\mathrm{d}N}{\mathrm{d}x} = N\mu(x). \tag{2.8}$$

Löst man die Differentialgleichung durch Trennung der Variablen und Integration von Gl. (2.8) entlang der Ausbreitungsrichtung x des Strahlenbündels, so erhält man das Lambert–Beersche Schwächungsgesetz [Lam92, Bee52, AGH87, Buz08]

$$N = N_0\, \mathrm{e}^{-\int_{x_0}^{L} \mu(x)\mathrm{d}x}, \tag{2.9}$$

mit der ursprünglich einfallenden Anzahl an Photonen N_0 an der Position x_0. Bildrekonstruktionsalgorithmen wie die gefilterte Rückprojektion in der Computertomographie basieren in der Regel auf der Annahme der Gültigkeit des Lambert–Beerschen Schwächungsgesetzes. Allerdings gilt dieses nur für monoenergetische Röntgenstrahlung. Die in Abschnitt 2.2 bereits vorgestellten Röntgenröhren, mit denen moderne CT–Geräte standardmäßig betrieben werden, generieren jedoch ein polychromatisches Spektrum. Geht man nun trotz dieses Umstandes vom Lambert–Beerschen Gesetz aus, führt dies zu starken Bildfehlern, den Strahlaufhärtungsartefakten [Buz08] . Da die exakte Materialzusammensetzung eines untersuchten Objekts a priori nicht bekannt ist, ist lediglich eine näherungsweise Korrektur dieser Bildfehler in einem Vorverarbeitungsschritt möglich. Dabei wird angenommen, dass das gesamte Objekt aus Wasser unterschiedlicher Dichte besteht. Dies stellt eine solide Annahme in der klinischen Computertomographie dar, denn der Großteil des menschlichen Körpers besteht tatsächlich aus Wasser oder weist zumindest ein diesem äquivalentes Absorptionsverhalten auf. In der Knochenstruktur müssen allerdings verbleibende Strahlaufhärtungsartefakte in Kauf genommen werden, die in nicht–spektraler CT unter Annahme des Lambert–Beerschen Gesetzes nicht ohne Weiteres behoben werden können.

2.3.5   Photonenstatistik

Die Erzeugung und Absorption von Strahlung ist ein statistischer Prozess der mittels einer poissonverteilten Zufallsvariable beschrieben werden kann. Die Wahrscheinlichkeit, dass von N_0 auf ein Volumenelement eingestrahlten Photonen N Photonen dieses durchqueren, ist gegeben durch

$$\mathcal{P}(N|\overline{N}) = \frac{\overline{N}^N}{N!} e^{\overline{N}}, \tag{2.10}$$

mit dem Erwartungswert $E[\mathcal{N}] = \overline{N}$. Dabei lässt sich zeigen (vgl. [Buz08], Seite 66 ff.), dass auch eine statistische Betrachtung des Absorptionsvorgangs für monoenergetische Strahlung auf das Lambert–Beersche Gesetz führt.

Für poissonverteilte Zufallsvariablen gilt, dass die Varianz, also das zweite zentrale Moment der Verteilung, gleich dem Erwartungswert $\overline{N}$ ist. Dies ist eine bezeichnende Eigenschaft poissonverteilter Zufallsvariablen. Die Varianz gibt die mittlere quadratische Abweichung möglicher Ergebnisse von $\mathcal{P}(N|\overline{N})$ vom Erwartungswert an. Die Standardabweichung, d.h. die Quadratwurzel der Varianz, ist ein Maß für das Quantenrauschen , d.h. die statistisch bedingte Ungenauigkeit mit der der Erwartungswert über Messungen bestimmt werden kann. Die statistische Natur der Erzeugung und Absorption von Strahlung hat somit zwei wesentliche Konsequenzen. Erstens sind alle Messungen mit einer Messungenauigkeit behaftet, und der Erwartungswert kann somit nicht exakt bestimmt werden. Zweitens lässt sich die Genauigkeit einer Messung nur mit einer größeren Photonenanzahl verbessern. Dies impliziert, dass eine Verbesserung der Datenqualität in CT–Untersuchungen nur auf Kosten einer erhöhten Strahlungsdosis möglich ist. Aus Gründen des Strahlenschutzes sollte die Dosis für Patienten jedoch möglichst gering ausfallen [BEHB01, WLHJ02, BE04].
Nützliche und häufig verwendete Maße für die Datenqualität sind das Signal–zu–Rausch–

Verhältnis (SNR) , sowie das Kontrast–zu–Rausch–Verhältnis (CNR) welche definiert sind als

$$SNR(\mathcal{P}) = \frac{E[\mathcal{P}]}{\sigma[\mathcal{P}]} = \frac{\overline{N}}{\sqrt{\overline{N}}} = \sqrt{\overline{N}}, \qquad \text{bzw.} \qquad (2.11)$$

$$CNR(\mathcal{P}_1, \mathcal{P}_2) = \frac{|E[\mathcal{P}_1] - E[\mathcal{P}_2]|}{\sigma[\mathcal{P}_1 - \mathcal{P}_2]}, \qquad (2.12)$$

wobei die letzten beiden Äquivalenzen von Gl. (2.11) nur für poissonverteilte Zufallsvariablen gelten.

2.4   Energie–integrierende Detektoren

Energie–integrierende Detektoren (EID) sind der Standard in der modernen Computertomographie. Sie bestehen im Wesentlichen aus zwei unterschiedlichen Materialschichten. Die obere, der Röhre zugewandte Schicht bildet ein pixeliertes Szintillatormaterial, welches einfallende Röntgenstrahlung durch Photon–Materie Wechselwirkungen in sichtbares Licht konvertiert. Dabei ist die Zahl der freigesetzten Sekundärphotonen proportional zur Energie des ursprünglichen Röntgenquants. Dünne Reflektorschichten auf dem Szintillatormaterial und an den Pixelrändern leiten die Sekundärphotonen durch Reflexion zum unteren Ende des jeweiligen Detektorpixels und verringern zusätzlich ein Übersprechen zwischen einzelnen Detektorelementen. Unterhalb des Szintillators wird das Szintillationslicht von Photodioden registriert und in elektrische Ladungen umgewandelt. Während der Belichtungszeit des Detektors werden diese Ladungen bis zum Auslesevorgang gesammelt. Die Zahl der so aufgesammelten Ladungen ist proportional zur eingestrahlten Intensität I

$$I \propto \int\limits_{\text{Spektr.}} \mathcal{S}(E)\, E \, \mathrm{d}E. \qquad (2.13)$$

Dabei ist $\mathcal{S}(E)$ die spektrale Verteilung der einfallenden Röntgenstrahlen. Der Detektoraufbau ist in Abb. 2.8 skizziert.

Dieser Detektortechnologie ist inhärent, dass Elektronikrauschen zusätzlich zum statistisch bedingten Quantenrauschen als weitere Unsicherheit hinzukommt. Dies liegt an der Integration der Ladungen während der Belichtungszeit in der Ausleseelektronik. Während des Auslesevorgangs erzeugen die gesammelten Ladungen ein Signal in Form eines Strompulses, das digitalisiert und gespeichert wird. Elektronikrauschen führt zu

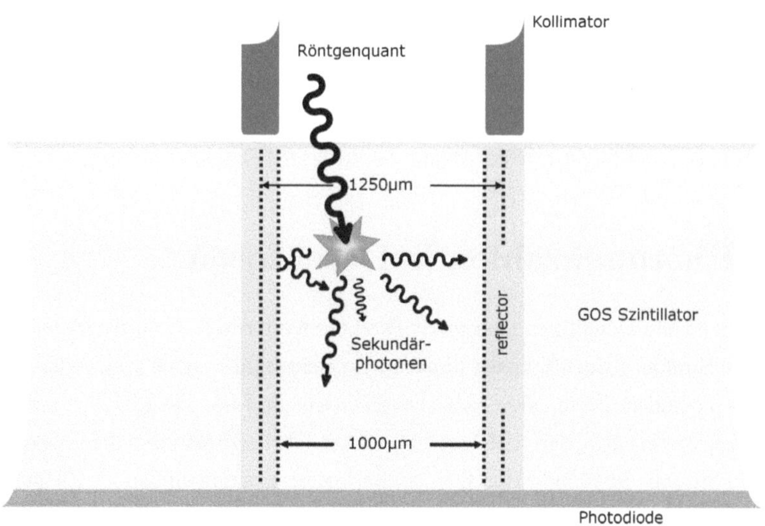

Abbildung 2.8: Schematischer Aufbau eines Energie–integrierenden Detektors. Er besteht aus einem pixelierten Szintillatormaterial, wie z.B. Gd_2O_2S, und je einer Photodiode zur Auslesung des Signals eines Detektorelements. Ein Kollimatorgitter verringert die Detektion gestreuter Photonen, mindert aber gleichzeitig auch durch Abschattung die sensitive Fläche aller Pixel. Die eingezeichnete Geometrie wurde in den Simulationsstudien verwendet, die in Kapitel 4 und 5 vorgestellt werden.

einer Schwankung der Grundlinie („Baseline")[2] und damit zu einer Schwankung der Form ankommender Strompulse. Da die Fläche unter dem Strompuls proportional zur Intensität der einfallenden Röntgenstrahlung während der Belichtungszeit ist, äußert sich das Elektronikrauschen als Messunsicherheit auf dem registrierten Signal. Dies vermindert besonders in Szenarien mit geringer Strahlungsintensität zusätzlich zum Quantenrauschen die Qualität der gemessenen Daten.

Die schnelle Datenakquisition, wie sie in der klinischen Computertomographie nötig ist, stellt starke Anforderungen an das Detektormaterial. Es sollte kurze Fluoreszenz–Abklingzeiten aufweisen, um bei sukzessiven Auslesevorgängen des Detektors ein Signalübersprechen durch Nachleuchten möglichst zu vermeiden. Die Keramik Gd_2O_2S (GOS) erfüllt beispielsweise diese Anforderungen [GD97, Nak99] und wird in herkömmlichen Röntgendetektoren verwendet. Ein Kollimatorgitter auf dem Detektor mit Ausrichtung zur Röntgenquelle blockt gestreute Röntgenquanten und verhindert so ihre Detektion

---

[2] Die Grundlinie ist das stationäre Signal, welches mit der Ausleseelektronik gemessen wird, wenn keine Röntgenquanten auf den Detektor treffen.

und eine Qualitätsminderung des Messsignals durch Streustrahlung. Da die Stege des Kollimatorgitters einen Teil der Pixelflächen abdecken, resultiert daraus jedoch ein gewisser Verlust an sensitiver Fläche und damit an Quanteneffizienz. Schließlich entscheidet die Dicke des Szintillatormaterials über das Bremsvermögen des Detektors und damit über den energieabhängigen Prozentsatz detektierter Röntgenstrahlung.

2.5 Photonenzählende Detektoren

Photonenzählende Detektoren sind meist Direktkonverter, d.h. Halbleiterdetektoren, die einfallende Strahlung oder Teilchen direkt in ein elektrisches Signal umwandeln, ohne sie vorher in eine andere Form, wie z.B. sichtbares Licht im Falle von EIDs, zu konvertieren. Sie wurden erstmals in den 1960ern eingesetzt und verbesserten die Spektroskopie hochenergetischer Strahlung durch ihre überlegene Energieauflösung. Zu dieser Zeit bestand der Detektor nur aus einem einzigen Sensor, der häufig eine Kühlung mit flüssigem Stickstoff erforderte und alleine auf eine hohe Energieauflösung und für hohe Zählraten optimiert war. Erst in den 1980er Jahren begann man mit der Entwicklung von Streifen– oder Pixeldetektoren, die neben der Energieinformation der registrierten Partikel auch eine gewisse Ortsinformation bereitstellten [Bra82, Spi05].
Ein für die klinische Computertomographie geeignetes Halbleitermaterial ist Cadmium-(Zink)-Tellurid (Cd(Zn)Te, CZT) [Sif94, ESM99]. Es stellt aufgrund der hohen Ordnungszahlen von Cadmium und Tellur der in der klinischen Bildgebung verwendeten Röntgenstrahlung ausreichend Bremsvermögen (engl. „stopping power") entgegen, vgl. Abschnitt 2.3. Der folgende Abschnitt soll in die Grundlagen der Halbleiterdetektoren einführen, mit dem Fokus auf der Anwendung von zählenden Detektoren in der klinischen Computertomographie und CdTe als Detektormaterial.

2.5.1 Signalerzeugung

Im Halbleitermaterial hoher Ordnungszahl wechselwirken eintreffende Röntgenstrahlen vorwiegend über photoelektrische Absorption und zu einem weitaus geringeren Teil über Comptonstreuung mit den Atomen des Halbleiters [CHK97]. In beiden Wechselwirkungsszenarien wird ein Atom des Detektormaterials ionisiert und ein schnelles Elektron freigesetzt. Dieses Elektron thermalisiert auf engem Raum, d.h. es verliert seine Energie innerhalb weniger μm, vgl. [Dur08], durch Ionisation umliegender Atome bis seine kinetische Energie der kinetische Energie von freien Ladungsträgern im Halbleiter entspricht. Dabei hinterlässt es eine lokale Wolke aus Elektron–Loch–Paaren, vgl. Abb. 2.9.

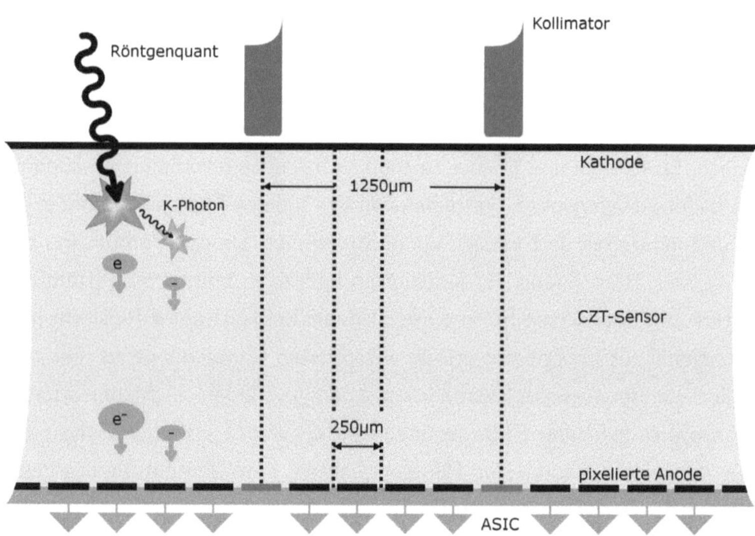

Abbildung 2.9: Illustration eines photonenzählenden Detektors. Dargestellt ist der Absorptionsprozess eines einfallenden Röntgenquants unter Aussendung eines Fluoreszenzphotons (K-Photon, siehe 2.5.3) sowie der Konvertierung der Röntgenquanten in Elektronen und Löcher im Detektormaterial. Eingezeichnet sind nur die Elektronenwolken, die primär für die Signalinduktion verantwortlich sind.

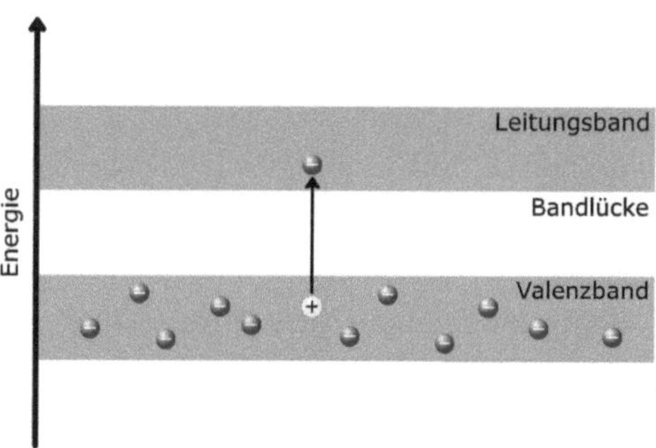

Abbildung 2.10: Vereinfachte Darstellung der Ionisation eines Atoms im Festkörper. Das angeregte Elektron wird aus dem Valenzband ins Leitungsband gehoben und hinterlässt dabei ein positiv geladenes Loch. Beide Ladungsträger sind innerhalb des Festkörpers frei beweglich.

Betrachtet man die Situation im Bändermodell der Festkörper, so werden vormals gebundene Elektronen aus dem Valenzband ins Leitungsband gehoben, vgl. Abb. 2.10. Diese Elektronen sowie die Löcher , die sie hinterlassen, können sich quasi frei durch den Festkörper bewegen. Durch das Anlegen einer äußeren Spannung an das Detektormaterial ist es möglich, Elektronen und Löcher zu trennen bevor sie rekombinieren können. Dabei driften die Ladungsträgerwolken, getrieben von der äußeren Spannung zu ihrer jeweiligen Elektrode und induzieren dort zeitlich kurze Strompulse. Shockley und Ramo bereiteten die Grundlage zur Berechnung der induzierten Ladungen und Ströme [Ram39, Sho04]. Die Amplitude der induzierten Strompulse ist dabei bei konstanter Pulsform näherungsweise proportional zur Energie des primär absorbierten Röntgenphotons. Die Höhen der Pulse werden von der Ausleseelektronik registriert und liefern nicht nur Informationen über die Anzahl eingehender Pulse, sondern mittels einer Pulshöhenanalyse auch über die Energie der primär absorbierten Röntgenquanten. Eine Gewichtung des gemessenen Signals N mit der Energie wie bei EIDs findet nicht statt

$$N \propto \int_{\text{Spektr.}} \mathcal{S}(E)\,\mathrm{d}E, \tag{2.14}$$

wobei Gl. (2.14) streng genommen nur für ideale PCDs gilt.

Semi–analytisches Detektormodell

Anhand einer Monte–Carlo–Simulation wurden qualitativ Eigenschaften zählender Detektoren untersucht, wie beispielsweise ihr Verhalten im Fall hoher Röntgenflüsse. Das Modell fußt auf der Idee, dass sich die induzierte Oberflächenladung Σ eines geladenen Teilchens q im Abstand d über einer unendlich ausgedehnten Metallplatte über die Methode der Spiegelladungen (Bildladungen) [Nol13] berechnen lässt. Dabei ersetzt man fiktiv die Metallplatte durch eine gleich große Ladung gegensätzlichen Vorzeichens. Die Position der fiktiven Ladung ist durch Spiegelung der Originalladung an der Metalloberfläche bestimmt. Für die induzierte Oberflächenladung gilt [Nol13]

$$\Sigma = \frac{q\,d}{2\pi\sqrt{\left(x^2 + y^2 + d^2\right)^3}}. \tag{2.15}$$

Im Fall eines Detektorpixels kann dies auf ähnliche Weise betrachtet werden. Die Kathode und Anode eines Detektorelements formen die Platten eines Plattenkondensators mit Plattenabstand D. Zwischen ihnen bildet sich ein elektrisches Feld aus, wenn eine äußere Spannung U_{bias} angelegt wird. Im Vergleich zur Situation mit nur einer Metallplatte muss nun eine weitere Platte berücksichtigt werden, was zu unendlich vielen weiteren Spiegelladungen führt, vgl. Abb. 2.11. Ihr Abstand zu den Platten nimmt aber immer weiter zu und im Gegenzug ihr Beitrag zur influenzierten Oberflächenladung beständig ab. Summiert man die Beiträge aller (Spiegel-)Ladungen für Löcher- (Index h) und Elektronenwolken (Index e) auf, so erhält man die gesamte influenzierte Ladung. Da zählende Detektoren für gewöhnlich nur das Elektronensignal an der Anode auslesen wird im Folgenden nur die dort induzierte Oberflächenladung betrachtet.

$$
\begin{aligned}
\Sigma_{\text{tot}} &= \Sigma_e(x,y,d_e) + \Sigma_h(x,y,d_h) \\
&= \sum_{n=0}^{\infty} \frac{-|q_e|(2nD+d_e)}{2\pi\sqrt{\left(x^2+y^2+(2nD+d_e)^2\right)^3}} + \sum_{n=1}^{\infty} \frac{|q_e|(2nD-d_e)}{2\pi\sqrt{\left(x^2+y^2+(2nD-d_e)^2\right)^3}} \\
&+ \sum_{n=0}^{\infty} \frac{|q_h|(2nD+d_h)}{2\pi\sqrt{\left(x^2+y^2+(2nD+d_h)^2\right)^3}} + \sum_{n=1}^{\infty} \frac{-|q_h|(2nD-d_h)}{2\pi\sqrt{\left(x^2+y^2+(2nD-d_h)^2\right)^3}}
\end{aligned}
\tag{2.16}
$$

Die gesamte, in einem Detektorelement induzierte Ladung ergibt sich schließlich durch Integration der gesamten Oberflächenladung über die Fläche des Detektorelements

$$
\begin{aligned}
Q_{\text{a}} &= \int_{x_0}^{x_1}\int_{y_0}^{y_1} \Sigma_e(x,y,d_e)\,\mathrm{d}x\,\mathrm{d}y + \int_{x_0}^{x_1}\int_{y_0}^{y_1} \Sigma_h(x,y,d_h)\,\mathrm{d}x\,\mathrm{d}y \\
&= \sum_{n=0}^{\infty} \frac{-2|q_e|}{\pi} \arctan\left(\frac{x_0 y_0}{(2nD+d_e)\sqrt{\left(x_0^2+y_0^2+(2nD+d_e)^2\right)}}\right) \\
&+ \sum_{n=0}^{\infty} \frac{-2|q_e|}{\pi} \arctan\left(\frac{x_1 y_0}{(2nD+d_e)\sqrt{\left(x_1^2+y_0^2+(2nD+d_e)^2\right)}}\right) \\
&+ \sum_{n=0}^{\infty} \frac{-2|q_e|}{\pi} \arctan\left(\frac{x_0 y_1}{(2nD+d_e)\sqrt{\left(x_0^2+y_1^2+(2nD+d_e)^2\right)}}\right) \\
&+ \sum_{n=0}^{\infty} \frac{-2|q_e|}{\pi} \arctan\left(\frac{x_1 y_1}{(2nD+d_e)\sqrt{\left(x_1^2+y_1^2+(2nD+d_e)^2\right)}}\right) \\
&+ \cdots .
\end{aligned}
\tag{2.17}
$$

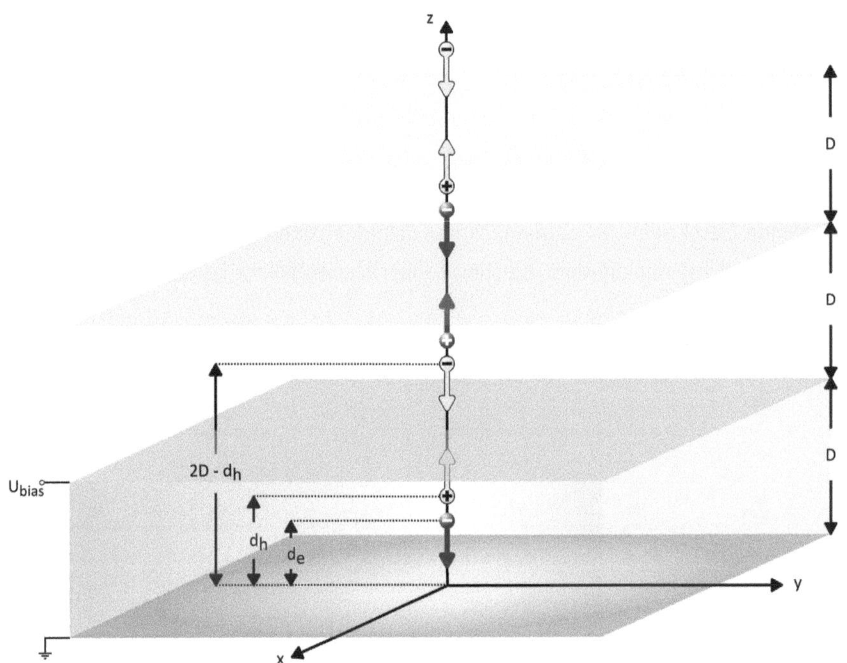

Abbildung 2.11: Spiegelladungsmethode zur Bestimmung der induzierten Oberflächenladung auf einem rechteckigen Detektorpixel durch ein Elektron–Loch–Ladungswolkenpaar. Gelbe Ladungswolken stellen Löcher bzw. ihre Spiegelladungen dar, blaue entsprechend Elektronen bzw. deren Spiegelladungen.

Die Punkte (x_0, y_0), (x_1, y_0), (x_0, y_1), (x_1, y_1) bezeichnen dabei die Eckpunkte des betrachteten Detektorelements.

Tatsächlich bleiben die Ladungswolken nicht stationär an ihren Anfangspositionen sondern driften, getrieben vom extern erzeugten elektrischen Feld $\vec{E}$ auf ihre jeweilige Elektrode zu. Berücksichtigt man die Zeitabhängigkeit der Abstände der Ladungswolken von der Anode über

$$d_{e|h}(t) = \frac{q_{e|h}}{|q_{e|h}|} \int_0^t \eta_{e|h}\, \vec{E}\, \mathrm{d}\tau = d_{(e|h),0} + \frac{q_{e|h}}{|q_{e|h}|}\eta_{e|h}\, \vec{E}\, t \qquad (2.18)$$

so wird auch die induzierte Ladung zeitabhängig $Q_a \rightarrow Q_a(t)$. Dabei ist die Ladungsträger–spezifische Beweglichkeit η abhängig vom verwendeten Sensormaterial. Eine sich zeitlich ändernde Ladungsverteilung induziert nach den Gesetzen der Elektrodynamik einen Strom

$$I = \frac{\mathrm{d}Q_a}{\mathrm{d}t}, \qquad (2.19)$$

der gerade dem Amplitudensignal entspricht, das in der Ausleseelektronik des Detektorpixels registriert wird. Solange das treibende elektrische Feld konstant und homogen im gesamten Detektor ist, gilt Gl. (2.18) und das Modell ist rein analytisch. In realen Detektoren ist diese Bedingungen jedoch meist nicht erfüllt. Durch Dotierungen des Materials sowie eingebrachte Unreinheiten im Herstellungsprozess ist das elektrische Feld im Detektor in der Regel ortsabhängig [Kre10]. Es ist möglich, im abgeleiteten Modell einen Gradienten im elektrischen Feld sowie gegebenenfalls dessen zeitliche Veränderung zu berücksichtigen: $\vec{E} \to \vec{E}(d(t), t)$. Dies geht jedoch nur auf Kosten der analytischen Lösbarkeit des Problems. Dennoch ist es mit numerischen Methoden möglich, die Lösung näherungsweise zu berechnen. Ohnehin sind auch für den Fall eines konstanten elektrischen Feldes Näherungen nötig, wenn man die in Gl. (2.17) auftretenden unendlichen Summen auswerten will. Für die hier vorgestellten Pulsstudien wurde ein konstantes elektrisches Feld innerhalb des Detektors angenommen und Spiegelladungen bis zur Ordnung $n = 10$ berücksichtigt.

Gegenüber realen Detektoren weist das Modell weitere Vereinfachungen auf. So wurde die räumliche Ausdehnung der Ladungswolken vernachlässigt und stattdessen Punktladungen mit $|q_{e|h}| = 12 \cdot 10^3\, e$ angenommen. Damit werden die Effekte der Coulomb–Abstoßung und der Diffusion vernachlässigt und somit eine Ausdehnung der Ladungsträgerwolken auf ihrem Weg zur jeweiligen Elektrode nicht berücksichtigt. Des Weiteren wird vernachlässigt, dass an Defektstellen und Unreinheiten des Detektormaterials Ladungsträger eingefangen und für kurze Zeit gebunden werden können [SSV⁺08]. Dies führt wiederum zu einer Beeinflussung des lokalen elektrischen Feldes und damit zu einer Verzögerung sowie einer Verbreiterung induzierter Pulse, siehe Abb. 2.12. Abgesehen von diesen vereinfachenden Annahmen ist das Modell dennoch in der Lage, qualitative Aussagen über den generellen Einfluss der Detektorpixelgröße auf Pulsform und -dauer zu geben.

Einflussgrößen auf die Pulsdauer

In der klinischen Computertomographie können sehr hohe Röntgenflüsse von bis zu $10^9\, \frac{1}{\mathrm{s\,mm}^2}$ auftreten, wenn Röhrenstrahlung ohne Abschwächung auf den Detektor trifft. Um dennoch alle eintreffenden Photonen detektieren zu können ist es essentiell, dass die induzierten Strompulse so schmal wie möglich sind, um „pulse pileup" zu vermeiden.

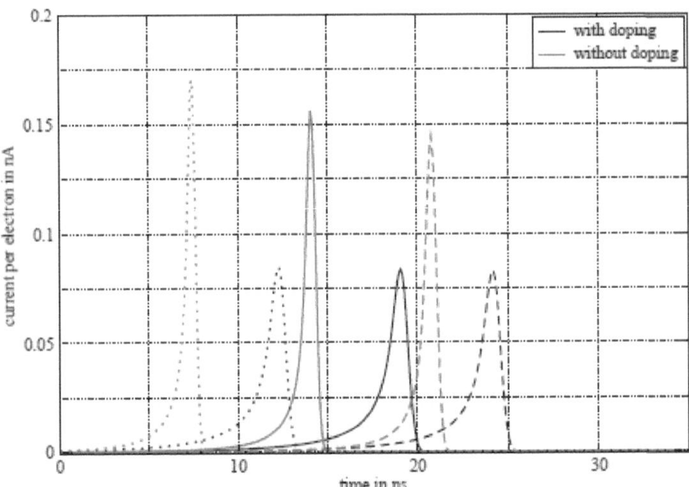

Abbildung 2.12: Induzierte Strompulse für eine mittig auf die Anode zulaufende Elektronenladungswolke bei unterschiedlicher Konversionstiefe ($d_{e,0}$) nach [Kre10]. Abhängig von der Dotierung, und damit dem elektrischen Feldverlauf im Detektor, variiert die Pulsbreite sowie der zeitliche Verlauf. Die Sensordicke beträgt 1.6 mm, die Kantenlänge der quadratischen Pixel ist hier 220 µm.

Unter pulse pileup versteht man ein Überlagern von Pulsen, die zeitlich unmittelbar hintereinander erzeugt werden, siehe dazu auch Abschnitt 2.5.3. Im Wesentlichen gibt es drei Größen, die Einfluss auf die Pulsdauer haben: die Detektordicke, die äußere Spannung zur Trennung der Ladungswolken und die Pixelgröße. Der Einfluss dieser drei Parameter auf das induzierte Signal soll im Folgenden dargestellt werden.

Pixelgröße und Wichtungspotenzial Abb. 2.13 zeigt anhand des Semi–analytischen Detektormodells die näherungsweise zu erwartenden Strompulse für quadratische Detektorelemente mit einer Kantenlänge zwischen 112 µm und 900 µm. Die Detektordicke wurde auf 1.6 mm gesetzt, die Konversionstiefe $d_{(e|h),0}$ der einfallenden Röntgenquanten beträgt 1.3 mm bezüglich der Anode. Das elektrische Feld wurde als konstant und homogen innerhalb des gesamten Detektorpixel angenommen, hervorgerufen von einer äußeren Spannung U_{bias} von 1 kV. Zwei wichtige Beobachtungen lassen sich auf der Basis von Abb. 2.13 machen. Erstens produzieren kleinere Detektorpixel schmalere Pulse und zweitens ist die Amplitude der induzierten Pulse invers proportional zur Pixelgröße. Letzteres erleichtert für kleine Pixel die Detektion eingehender Pulse, da

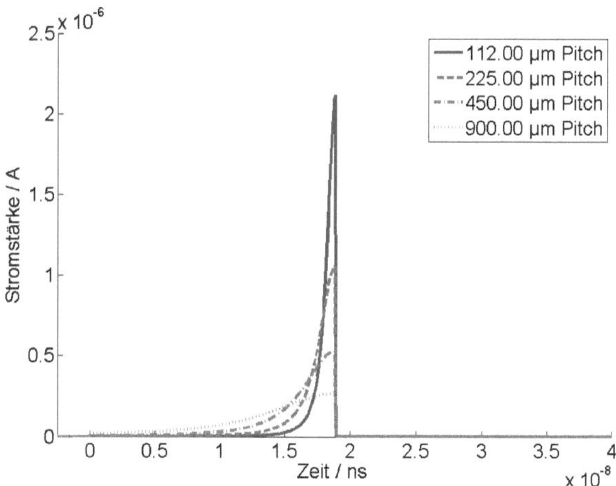

Abbildung 2.13: Strompuls induziert in quadratischen Detektorelementen mit Kantenlängen (Pitch) zwischen 112 μm und 900 μm und einer konstanten Detektordicke von 1.6 mm. Die Ladungswolken umfassten jeweils $12 \cdot 10^3$ Elementarladungen. Je größer die sensitive Fläche eines Detektorpixels desto breiter sind die induzierten Pulse.

diese sich stärker gegen die Grundlinie abheben, welche in realen PCDs aufgrund des Elektronikrauschens schwankt.

Die Abhängigkeit der Pulsform von der Pixelgröße kann mithilfe des Wichtungspotenzials verstanden werden. Es lässt sich entweder durch Lösen der Poisson–Gleichung berechnen, unter den Randbedingungen, dass das Potenzial der betrachteten Pixelelektrode auf Einheitspotenzial liegt, während die Elektroden aller umgebenden Pixel auf Nullpotenzial liegen [Rad88] oder ebenfalls mithilfe der Methode der Spiegelladungen [CGR96]. Das Wichtungspotenzial ist kein elektrisches Potenzial und beeinflusst daher nicht die Bewegung von Ladungen; diese wird allein vom elektrischen Feld innerhalb des Detektors verursacht. Es gibt vielmehr an, wie groß die influenzierte Ladung auf der betrachteten Pixelelektrode ist, hervorgerufen von einer freien Ladung im Detektor. Die im betrachteten Pixel influenzierte Ladung hängt somit von der Differenz des Wichtungspotenzials zwischen dem Entstehungsort der freien Ladungsträger[3] und ihrem gegenwärtigen Aufenthaltsort ab [Kre10]. Abbildung 2.14 zeigt das Wichtungspotenzial für verschiedene Pixelgrößen. Je kleiner ein Detektorpixel bei konstanter Sensordicke, desto später und rascher erfolgt dort die Ladungsinduktion, wenn sich eine freie Ladung nähert. Da der induzierte Strom proportional zur Änderung des Wichtungspotenzials mit der Zeit ist, ist er umso größer, je kleiner der Detektorpixel ist. Das erklärt die kürzere

---

[3] durch Absorption eines Röntgenquants

Pulsdauer und größere Amplitude der in Abb. 2.13 berechneten Strompulse für kleine Elektrodenpixel. In der Literatur ist dieser Effekt auch unter dem Stichwort „Small Pixel Effect" geläufig [EBB99, Sel99].

Bei der Konversion eines Röntgenquants in eine Elektron–Löcher–Wolke tragen sowohl Elektronen als auch Löcher zur Ladungsinduktion auf der Pixelelektrode bei. Allerdings ist der Beitrag der Löcher für kleine Pixel nahezu vernachlässigbar, wenn die Konversion des Röntgenquants im Material in einer Tiefe stattfindet, in der das Wichtungspotenzial klein ist. Anhand von Abbildung 2.14 lässt sich erkennen, dass beispielsweise bei einer Detektordicke von 1.6 mm und einer Pixel–Kantenlänge von $110\,\mu\mathrm{m}$ bei einer Konversionstiefe des Röntgenphotons von $200\,\mu\mathrm{m}$, von der Kathode aus gemessen, die induzierte Ladung der Löcher nur etwa 2% der induzierten Gesamtladung ausmacht. Dies ist entscheidend, da sich die Driftzeiten von Elektronen und Löchern deutlich unterscheiden können. So ist die Beweglichkeit[4] $\eta_e \approx 1000\,\frac{\mathrm{cm}^2}{\mathrm{Vs}}$ der Elektronen in CdTe etwa um einen Faktor 10 größer als die der Löcher $\eta_h \approx 100\,\frac{\mathrm{cm}^2}{\mathrm{Vs}}$ [Dur08] und damit ihre Driftzeit t_{drift}

$$t_{\mathrm{drift}} = \frac{d_{e|h}}{\eta|\vec{E}|} \tag{2.20}$$

entsprechend kürzer. Kürzere Driftzeiten bedeuten eine schnellere Ladungsinduktion und damit kürzere, steilere Strompulse, was ein besseres Hochflussverhalten zur Folge hat.

Äußere Spannung und Sensordicke CdTe eignet sich besonders gut als Detektormaterial, da es im Vergleich zu Silizium bereits bei geringen Materialstärken das nötige Bremsvermögen für Photonen mit Energien im Bereich von Röntgenspektren bietet, wie sie in der klinischen CT zum Einsatz kommen. Das ist essentiell, um bei möglichst geringer Sensordicke eine möglichst hohe Quanteneffizienz für Röntgenstrahlung im klinisch relevanten Energiefenster zu gewährleisten. Abbildung 2.15 zeigt dazu den prozentualen Anteil an absorbierter Röntgenstrahlung im klinisch relevanten Energiefenster, der in einem CdTe–Detektor in Abhängigkeit von dessen Dicke absorbiert wird. Angenommen wurde dazu eine Dichte von CdTe von $5.85\,\frac{\mathrm{g}}{\mathrm{cm}^2}$ und eine Materialzusammensetzung von je 50% Cd und Te.

Eine geringe Sensordicke ist aus folgenden Gründen erstrebenswert: Erstens beträgt die mittlere Lebensdauer der im Detektormaterial erzeugten Ladungsträger nur $\tau_e = 3\,\mu\mathrm{s}$ (Elektronen) bzw. $\tau_h = 2\,\mu\mathrm{s}$ (Löcher) [Dur08]. Innerhalb dieser Zeit sollten möglichst viele der relevanten[5] Ladungsträger ihre Elektrode erreichen können, um ein ausgeprägtes

---

[4] bei Raumtemperatur
[5] In der Regel sind dies nur die Elektronen, vgl. Abschnitt „Pixelgröße und Wichtungspotenzial".

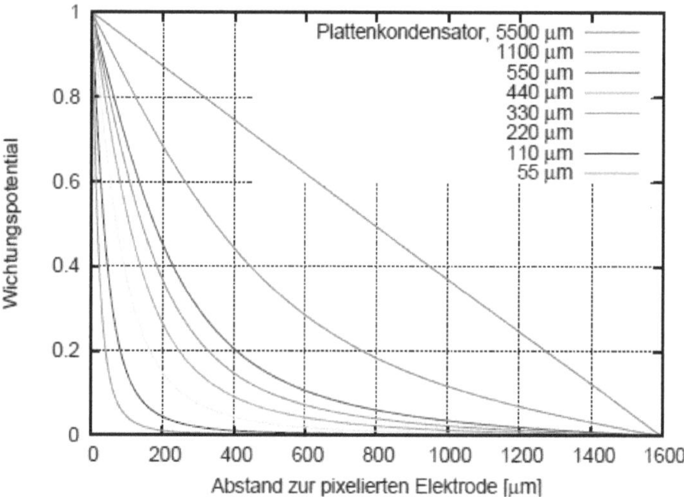

Abbildung 2.14: Wichtungspotenzial für quadratische Detektorpixel unterschiedlicher Kantenlänge nach [Dur08].

Signal zu erhalten, das sich deutlich gegen das Baseline–Rauschen abhebt. Um das zu gewährleisten, sollte die Detektordicke D dividiert durch die Beweglichkeit η und elektrisches Feld[6] E_z möglichst klein gegen die mittlere Lebensdauer τ der Ladungsträger sein

$$\frac{D}{\eta E_z} < \tau \qquad \text{bzw.} \qquad \frac{D^2}{\eta U_{\text{bias}}} < \tau. \qquad (2.21)$$

Letztere Gleichung gilt unter der Annahme eines konstanten elektrischen Feldes innerhalb des Detektors. Zweitens steigt bei größerer Sensordicke die Wahrscheinlichkeit, dass Ladungsträger auf ihrem Weg zur jeweiligen Elektrode an Gitterdefekten und Störstellen im Halbleitermaterial einfangen werden. Dieser als „trapping" bezeichnete Effekt hat unmittelbare Auswirkungen auf die Breite der gemessenen Strompulse und das spektrale Auflösungsvermögen des Detektors [TW01, Gun12].

Neben der Sensordicke hat auch die elektrische Feldstärke Einfluss auf die Dauer der Ladungssammlung und damit die Breite der induzierten Pulse. Diese ist, zumindest

---

[6] E_z ist die Komponente des elektrischen Feldes, die senkrecht zur Elektrodenebene wirkt.

für undotiertes CdTe in erster Näherung [CFMD06, CFAC06, Kre10] proportional zur angelegten äußeren Spannung U_{bias}

$$E_z = \frac{U_{\text{bias}}}{d} + \mathcal{O}(\frac{1}{d^2}).$$

(2.22)

Die äußere Spannung ist der Parameter, der die geringsten Konflikte mit anderen Detektoranforderungen aufweist. Jedoch sind sehr hohe äußere Spannungen schwer realisierbar. Nicht nur die Verlustleistung stiege aufgrund von Leckströmen mit steigender Spannung, sondern auch die Kosten für die benötigten hochspannungstauglichen Detektorkomponenten.

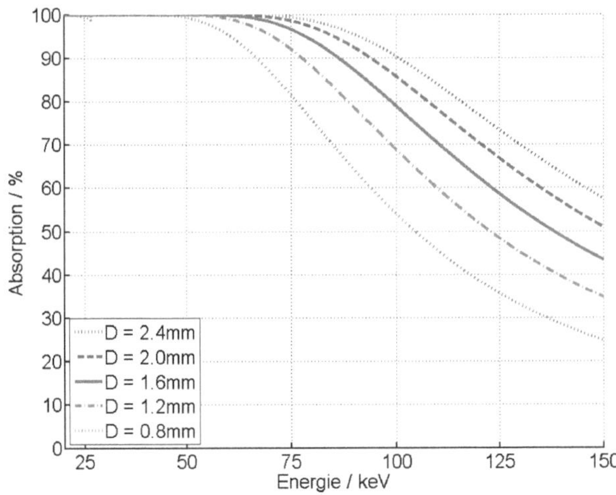

Abbildung 2.15: Abschätzung der Quanteneffizienz von CdTe für verschiedene Sensordicken basierend auf den Daten aus [CHK97].

Ortsauflösung zählender Detektoren

Die Ortsauflösung photonenzählender Detektoren wird im Wesentlichen durch zwei physikalische Effekte beschränkt. Zum einen durch die Reichweite des primären Elektrons im Detektormaterial, welches durch photoelektrische Absorption oder Comptonstreuung des eintreffenden Röntgenquants erzeugt wurde. Zum anderen durch die Reichweite von Fluoreszenzphotonen, die beim herausschlagen eines inneren Schalenelektrons im Material entstehen können, siehe Abb. 2.4(b). Bei der Absorption von Röntgenquanten unterhalb der Fluoreszenzenergie von Cd von $26.7\,\text{keV}$ in CdTe werden beispielsweise $90\,\%$ der Energie innerhalb eines Radius von weniger als $5\,\mu\text{m}$ senkrecht zur Flugrichtung des Röntgenquants absorbiert [Dur08]. Liegt die Energie höher als die K–Kante, so vergrößert sich dieser Radius auf mehr als $100\,\mu\text{m}$, siehe Abb. 2.16.

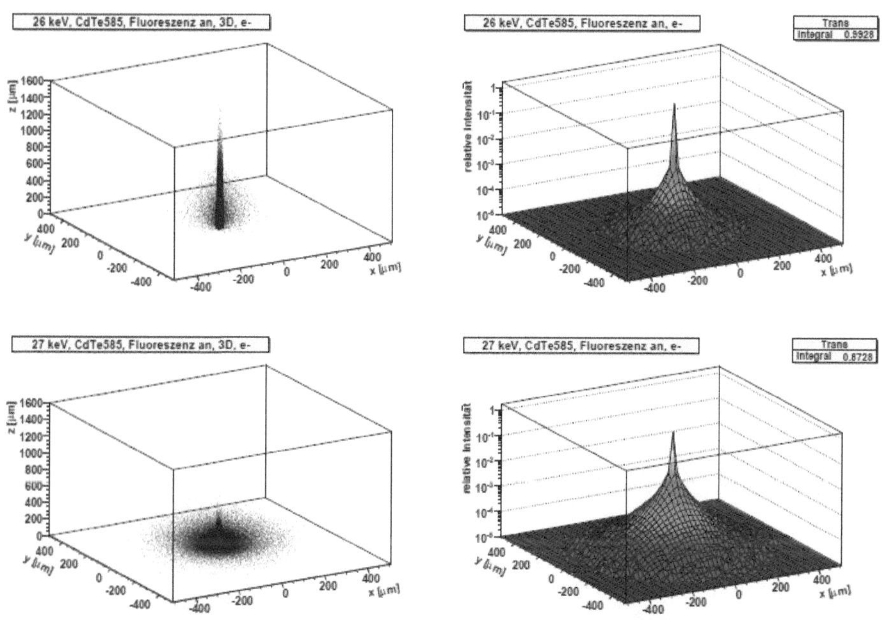

Abbildung 2.16: Energiedeposition absorbierter Röntgenquanten in CdTe für Energien nahe der K–Kante von Cd nach [Dur08].

Überwindet das Fluoreszenzphoton dabei die Pixelgrenzen, so wird die Energie, die es trägt in einem Nachbarpixel deponiert. Dies führt in Konsequenz zur Induktion von Strompulsen in beiden Detektorpixeln und somit zur Doppelzählung des Röntgenquants bei einer falschen Energiezuordnung. In der Literatur wird dieses Phänomen auch als „K–escape" bezeichnet, da K–Fluoreszenz–Photonen die größtmögliche Übergangsenergie und damit die höchste Reichweite innerhalb des Materials haben. Abbildung 2.17 zeigt abhängig von der Größe des Elektrodenpixels den Anteil an Röntgenquanten eines $120\,\text{kVp}$-Röntgenspektrums, die im Detektionsprozess ein Fluoreszenzphoton mit einer Energie von mehr als $20\,\text{keV}$ an einen Nachbarpixel verlieren. Um ein Übersprechen („crosstalk") oder die Verteilung der Ladungswolken („charge sharing") über Pixelgrenzen hinweg möglichst gering zu halten, muss die Größe der Detektorpixel entsprechend angepasst werden.

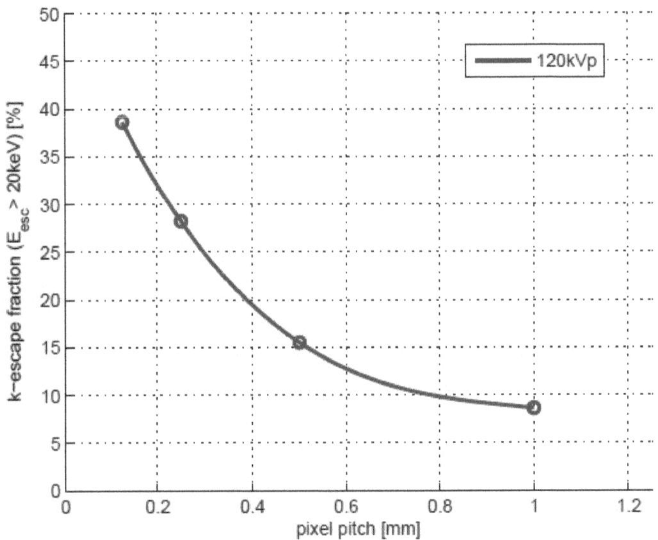

Abbildung 2.17: Anteil an Röntgenquanten, die im Detektionsprozess einen Teil ihrer Energie über K–Fluoreszenz an einen Nachbarpixel verlieren als Funktion der Pixelgröße, nach [KNSF10].

2.5.2 Signaldetektion

In diesem Abschnitt soll näher auf die Registrierung der Strompulse in der Ausleseelektronik des Detektors eingegangen werden.

Pulsformer

Das eigentliche Maß für die Energie eines registrierten Röntgenquants ist die im entsprechenden Detektorpixel induzierte Ladung. Jedoch ist es ebenso möglich, anstelle der Ladung die Amplitude des zugehörigen induzierten Strompulses zu messen, wenn sich die Pulsform in Abhängigkeit der induzierten Ladungsmenge, die gerade der Fläche unter dem Puls entspricht, nicht ändert. Untersucht man mithilfe des semi–analytischen Ansatzes 2.5.1 die induzierte Pulsform bezüglich des Konversionsortes des eintreffenden Röntgenquants – und damit bezüglich des Auftreffpunktes der Ladungswolke auf der

Anode des betrachteten Detektorpixels – so macht man die in Abb. 2.19(b) gezeigten Beobachtungen. Offensichtlich beeinflusst der Konversionsort die Form des Amplitudensignals. Je näher der Auftreffpunkt der Ladungswolke dem Pixelrand kommt, desto steiler und ausgeprägter ist die Amplitude des induzierten Pulses. Dies ist ein unerwünschtes Verhalten, da es eine Analyse der Pulshöhe anstelle der induzierten Ladungsmenge verhindert. Abhilfe bietet das Modellieren der Pulse mit einer Pulsformer–Funktion („pulse shaping"). Dazu wird ein ankommender Strompuls zunächst zu einem Stufenimpuls mit langer Abklingzeit auf–integriert, siehe Abb. 2.18 (current integrator). Ein nachgeschalteter Differenzierer formt aus dem Stufenimpuls zusammen mit einem daran angeschlossenen Integrierer einen Puls mit einer breiten Spitze, dessen Amplitude von einem Analog–Digital–Wandler (ADC) analysiert werden kann. Um den Effekt des

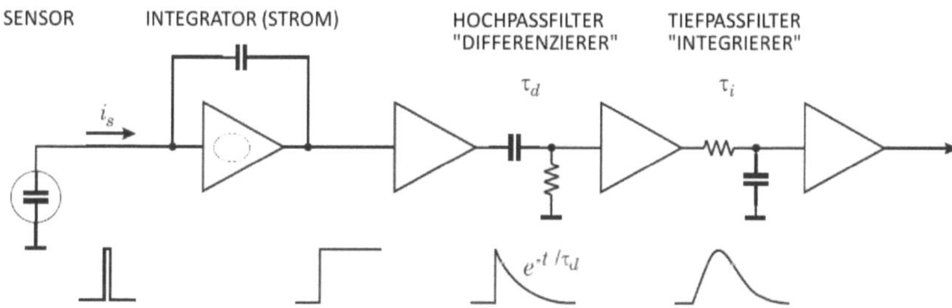

Abbildung 2.18: Simplifizierte Darstellung der Signalverarbeitung und des pulse shapings nach [Spi05].

Pulsformens mithilfe des semi–analytischen Ansatzes nachstellen zu können, wurden die Pulse aus Abb. 2.19 mit einer zu ihnen vergleichsweise breiten, bei einer Standardabweichung von 3σ abgeschnittenen Gaußfunktion als Shapingfunktion gefaltet. Damit erreicht man eine Angleichung der Pulshöhen, siehe Abb. 2.20, allerdings auf Kosten der Pulsbreite und damit gegebenenfalls auch der Hochflusstauglichkeit des Detektors, siehe 2.5.3. Wählt man die Breite des Shapers im Vergleich zur Breite der Eingangspulse zu schmal, so kann die Pulshöhe breiter Eingangspulse nicht optimal an die Höhe schmaler Pulse angeglichen werden. Man spricht hierbei vom Auftritt eines ballistischen Defizits , vgl. auch [Spi05].
Grundsätzlich werden so steile Pulse, wie sie in Abb. 2.13 und Abb. 2.19 gezeigt sind, mit realen PCDs nicht gemessen, da bereits die Ausleseelektronik mit ihrer endlichen Impulsantwort inhärent für eine gewisse Verbreiterung der Pulse sorgt [Kre10], die das semi–analytische Modell allerdings nicht berücksichtigt. Abbildung 2.20 zeigt dieselben Pulse wie Abb. 2.19, nach Faltung mit der abgeschnittenen Gaußfunktion mit einer

Breite von $16\,\text{ns}$ FWHM[7].

Neben einer Angleichung der Pulsamplitude für variierende laterale Auftreffpunkte der Ladungswolken führt die Pulsformung auch zu einer Dämpfung hoher Frequenzen im registrierten Signal. Sie wirkt somit wie ein Tiefpassfilter und bewirkt somit eine Verbesserung des Signal–zu–Rausch–Verhältnisses, siehe dazu Abschnitt 2.5.3.

Schwellenbasiertes Auslesen

Ein Satz von Komparatorschwellen in der Ausleseelektronik erkennt Pulse unterschiedlicher Höhe. Falls die Amplitude eines Pulses eine Schwelle überschreitet, wird der zugehörige Zähler (engl. Counter) der Komparatorschwelle um eins erhöht. Dieses Ausleseverfahren wird als „rising edge"–Komparator bezeichnet. Da die Amplitude der induzierten Strompulse in der Ausleseelektronik des Detektors in guter Näherung proportional ist zur Energie des erzeugenden Röntgenquants, ist damit eine spektrale Diskrimination der registrierten Photonen möglich. Abbildung 2.21 zeigt den Ausschnitt eines simulierten Pulszugs eines idealen quantenzählenden Detektors. Hierzu wurden Pulse, die mithilfe des semi–analytischen Modells für verschiedene Röntgenenergien berechnet wurden, nach der Anwendung eines $16\,\text{ns}$ breiten abgeschnittenen Gaußschen Pulsformers, poissonverteilt entlang der Zeitachse platziert. Verzeichnet sind zwei Komparatorschwellen bei Energien von $30\,\text{keV}$ bzw. $60\,\text{keV}$. Jede Schwelle zählt alle Pulse, deren Amplitude einer größeren Energie entspricht als der jeweiligen Schwellenenergie. Ein schwellenbasierter Datensatz enthält immer alle registrierten Pulse, bis hin zur maximalen Photonenenergie (Endpunktenergie). Diese entspricht in einem idealen Detektor gerade der maximalen Photonenenergie des eingestrahlten Röntgenspektrums.

Bin–basiertes Auslesen

Subtrahiert man die Zählerstände (Counts) zweier Schwellen, so lassen sich Energietöpfe (Energiebins) erzeugen, die nur Pulse enthalten, deren zugeordnete Energien innerhalb der Grenzen des Bins liegen, vgl. gefüllte Fläche in Abb. 2.21. Auf diese Weise lässt sich in Abhängigkeit vom Raster der Zählerschwellen zumindest in einem idealen Quantenzähler die Energie registrierter Röntgenquanten beliebig genau bestimmen.

---

[7] „full width at half maximum"; Halbwertsbreite

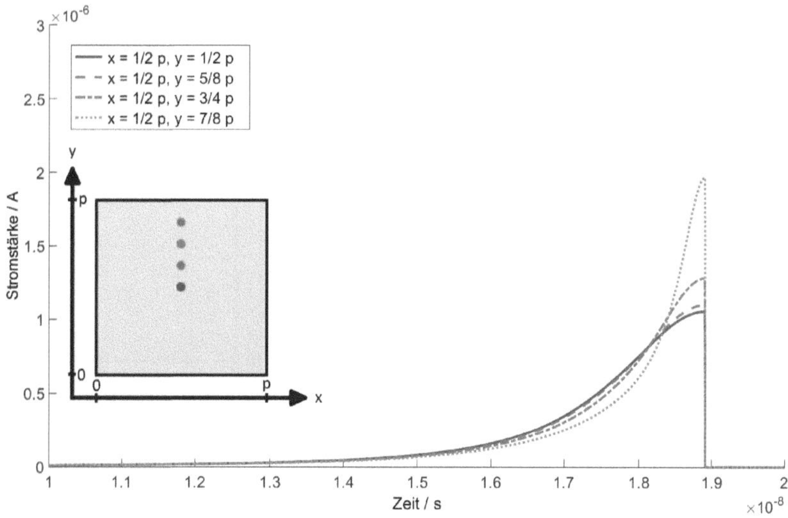

(a) In y–Richtung variierender Auftreffpunkt der Ladungsträgerwolke. Aus Symmetrie-gründen wird die x–Richtung nicht separat betrachtet.

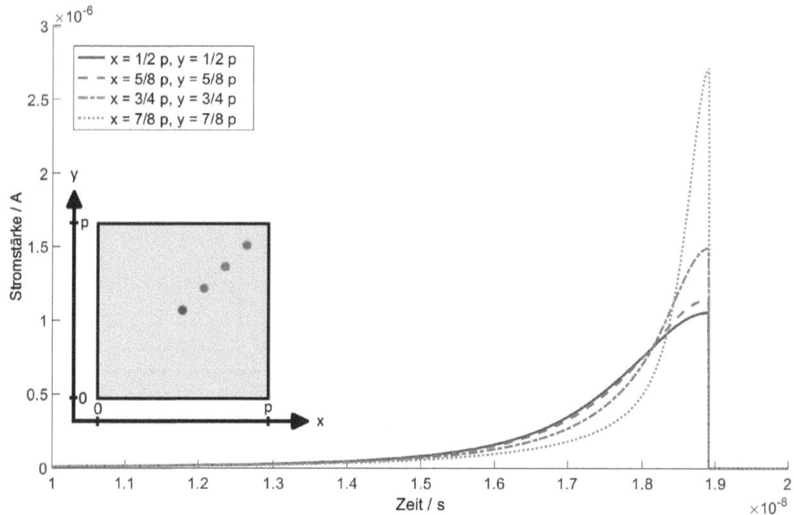

(b) Diagonal variierender Auftreffpunkt der Ladungsträgerwolke.

Abbildung 2.19: Simulation induzierter Strompulse in einem quadratischen Detektorelement in Abhängigkeit des Auftreffpunktes der Ladungswolke. Die Konversionstiefe $d_{e|h,0}$ beträgt $1.3\,\mu m$ gemessen von der Anode, die Kantenlänge des Detektorelements p $225\,\mu m$ und die äußere angelegte Spannung U_{bias} $1\,kV$.

33

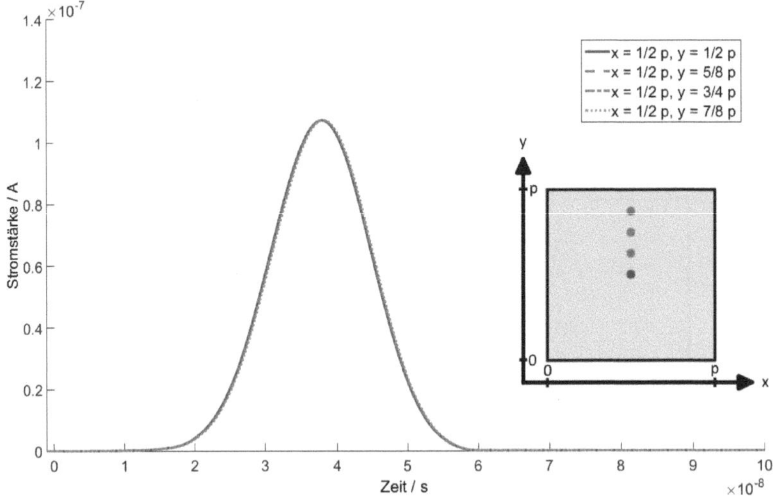

(a) In y–Richtung variierender Auftreffpunkt der Ladungsträgerwolke. Aus Symmetriegründen wird die x–Richtung nicht separat betrachtet.

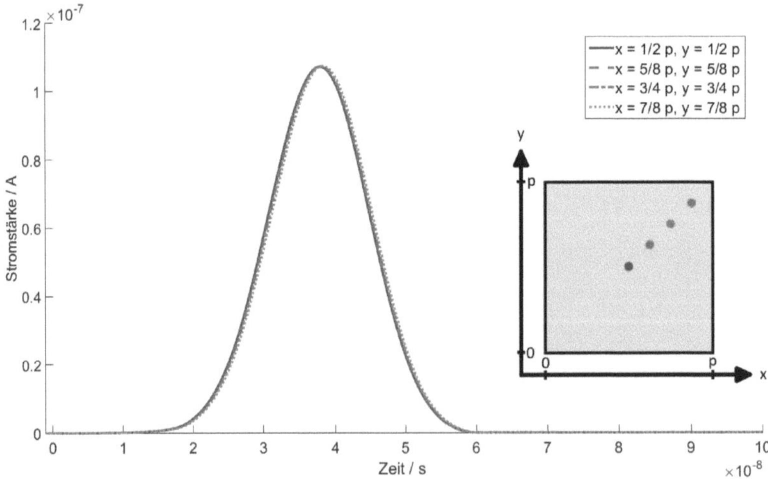

(b) Diagonal variierender Auftreffpunkt der Ladungsträgerwolke.

Abbildung 2.20: Simulation induzierter Strompulse in einem quadratischen Detektorelement in Abhängigkeit des Auftreffpunkts der Ladungswolke, nach Faltung mit einem Gaußschen Shaper mit einer Breite von 16 ns FWHM. Die Konversionstiefe $d_{e|h,0}$ beträgt 1.3 µm gemessen von der Anode, die Kantenlänge des Detektorelements p 250 µm und die äußere angelegte Spannung U_{bias} 1 kV.

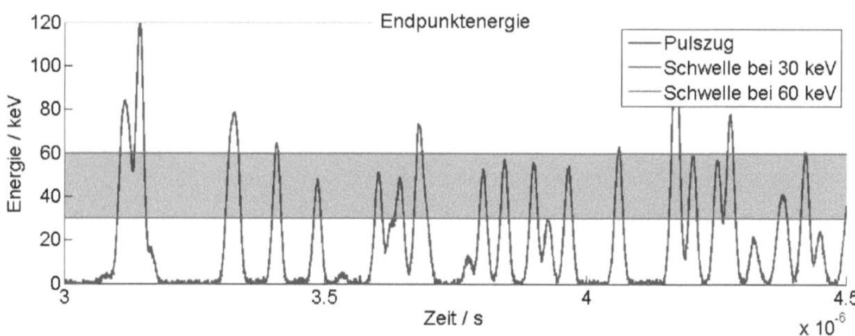

Abbildung 2.21: Simulation des registrierten Pulszugs eines idealen zählenden Detektorpixel. Die grüne und rote Linie markieren Komparatorschwellen bei Energien von 30 keV bzw. 60 keV. Der grün schattierte Bereich entspricht einem 30 − 60 keV Energiebin. Die verzeichnete Endpunktenergie ist die größtmögliche Photonenenergie, die durch das eingestrahlte Spektrum festgelegt ist, in diesem Fall 120 keV.

2.5.3 Spektrale Sensitivität zählender Detektoren

Die spektrale Sensitivität zählender Detektoren hängt zwar primär von der Anzahl implementierter Komparatorschwellen ab, allerdings treten in realen PCDs Effekte auf, die die spektrale Auflösung limitieren. Die dominanten Effekte sind Elektronikrauschen, K–Fluoreszenz, Ladungsübersprechen auf Nachbarpixel und die Anhäufung von Pulsen, häufig auch als „pulse pileup" bezeichnet. Ihr Einfluss auf das spektrale Auflösungsvermögen eines zählenden Detektors soll im Folgenden kurz vorgestellt werden.

Elektronikrauschen

In Energie–integrierenden Detektoren wird in jedem Pixel über einen gewissen Zeitraum die von eintreffenden Röntgenphotonen deponierte Energie in Ladungsträger umgewandelt, die zunächst gesammelt und anschließend als elektrischer Strom von der Elektronik ausgelesen werden. Aufgrund der thermischen Bewegung der Atome des Detektormaterials und der Ausleseelektronik ist es unvermeidlich, dass immer, auch in Abwesenheit von Röntgenstrahlung ein gewisser Reststrom, der sogenannte Dunkelstrom fließt [Spi05]. Dieser addiert sich im Auslesevorgang auf das von den Röntgenquanten stammende Signal und beeinflusst so die Messung.

Im Gegensatz zu Energie–integrierenden Detektoren manifestiert sich der Dunkelstrom in zählenden Detektoren als eine globale Änderung der Grundlinie in Abhängigkeit der Temperatur und macht es erforderlich, diese über den Zeitraum der Messung möglichst konstant zu halten. Der Dunkelstrom selbst variiert zusätzlich bei konstanter Temperatur aufgrund der statistischen Natur der physikalischen Effekte die ihn hervorrufen. Dieses Elektronikrauschen äußert sich in zählenden Detektoren als zeitabhängige Variation der Grundlinie. Es beeinflusst im Wesentlichen allerdings nicht die Anzahl detektierter Quanten [Shi05], sondern manifestiert sich als Schwankung der Pulshöhen und beschränkt so hauptsächlich die spektrale Sensitivität des Sensors, vgl. Abb. 2.22.

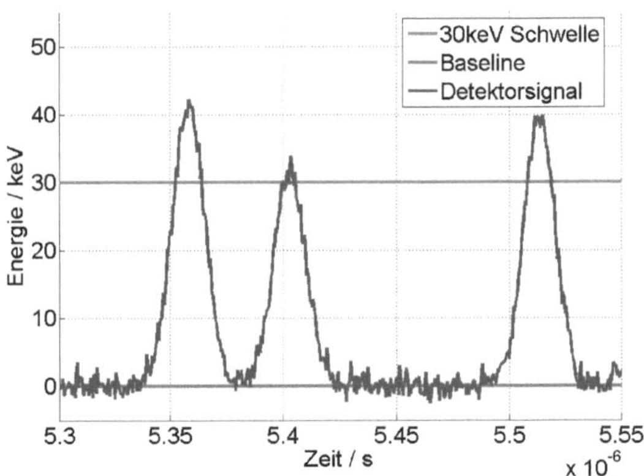

Abbildung 2.22: Ausschnitt eines Pulszugs, unter Berücksichtigung des Elektronikrauschens als Gaußsches Rauschen der Grundlinie mit einer Standardabweichung von 1 keV. Eine Schwankung der Pulshöhe wirkt sich kaum auf die Zahl der registrierten Counts aus, beeinflusst aber das spektrale Auflösungsvermögen des Detektors.

K–Fluoreszenz und Ladungsaufteilung

K–Fluoreszenz und Ladungsaufteilung („charge sharing") wurden bereits bei der Betrachtung der Ortsauflösung zählender Detektoren vorgestellt, siehe Abschnitt 2.5.1. Beide Effekte haben neben einer Minderung der Ortsauflösung auch einen signifikanten Einfluss auf das spektrale Auflösungsvermögen zählender Detektoren. Sie führen zur Aufteilung der Energie eines registrierten Röntgenquants auf mehrere Detektorpixel und damit zu Doppelzählungen und einer falschen Energiezuordnung. Die spektrale Auflösung wird herabgesetzt und die Photonenstatistik verzerrt [SPH+05, SRD+08, KNSF10]. Der verzerrende Einfluss wird deutlich bei der Analyse der spektralen Antwortfunktion, siehe 2.5.3.

Anhäufung von Pulsen

Grundsätzlich ist das Erzeugen kurzer Strompulse in der Ausleseelektronik erstrebenswert, da die Pulsdauer die maximale Zählrate bedingt, die ein PCD verarbeiten kann. Treffen zwei Röntgenquanten mit einem zeitlichen Versatz, der kürzer als die Dauer eines Strompulses ist, dasselbe Detektorpixel, so überlagern sich die beiden induzierten Strompulse. Die Konsequenz ist, abhängig von der Position der Energieschwelle, die Zählung lediglich eines Photons gegebenenfalls unter Zuordnung einer zu hohen Energie, siehe Abb. 2.23. Diese Phänomen wird „pulse pileup" genannt [WG76, TSKB09, TFW$^+$10, KHK$^+$11, TST$^+$12]. Es führt dazu, dass weniger Pulse gezählt werden als Röntgenquanten den Detektor treffen bis hin zur vollständigen Paralyse des Detektors, siehe Abb. 2.24. Paralyse bedeutet dabei die Abnahme der Zählrate auf null, trotz eines Anstiegs der Zahl eintreffender Röntgenquanten, da die Pulsamplitude zunehmend seltener unter die Zählerschwelle zurückkehrt.

Neben K–Fluoreszenz und Ladungsaufteilung führt die Anhäufung von Pulsen ebenfalls zur Reduktion der spektralen Sensitivität. Röntgenflüsse, wie sie in der klinischen CT auftreten, erreichen Raten in der Größenordnung mehrerer hundert Millionen bis hin zu einigen Milliarden Photonen pro Sekunde und Quadratmillimeter in Freiluft [SSV$^+$08]. Dies stellt hohe Anforderungen an die Pulsbreite von PCDs. Eine Möglichkeit, die Paralyse des Detektors zu verhindern, stellt die Auslesung des Signals mittels einer

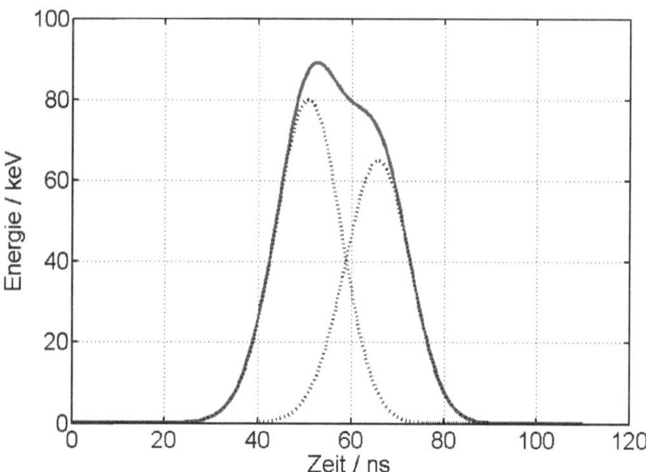

Abbildung 2.23: Eine Überlagerung von Pulsen führt zu pulse pileup, falls der zeitliche Abstand zwischen zwei eintreffenden Photonen zu klein wird. Dabei wird abhängig von der Zählerschwelle anstelle zweier Photonen nur eines gezählt, verbunden mit einer falschen Energiezuordnung. Die durchgezogene Linie zeigt den registrierten Puls, während die gestrichelten Kurven den ursprünglichen Einzelpulsen entsprechen.

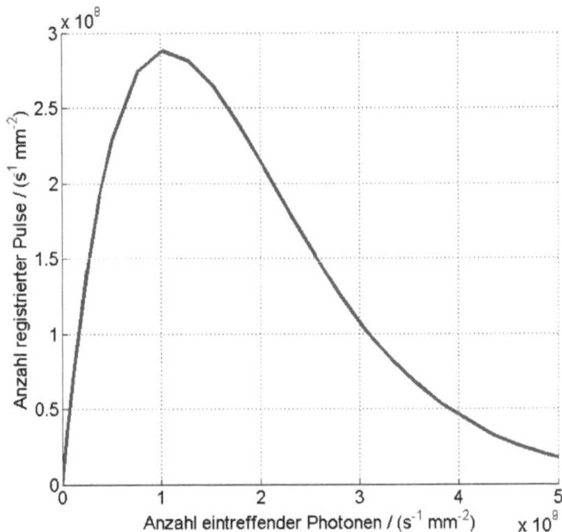

Abbildung 2.24: Abschätzung der Zählrate einer 20 keV Schwelle für hohe Röntgenflüsse, basierend auf Simulationen unter Verwendung des semi–analytischen Detektormodells.

getakteten Komparatorschwelle dar [Spi05]. Dies führt im Fall hoher Photoströme lediglich zu einer Sättigung der Zählrate, eine Paralyse wird aber verhindert.

Spektrale Antwortfunktion

Die besprochen Effekte K–Fluoreszenz, Ladungsanhäufung, Elektronikrauschen und die Anhäufung von Pulsen sind verantwortlich für eine Transformation des einfallenden Röntgenspektrums in ein Puls(höhen)spektrum . Um die spektrale Sensitivität und die Form des Pulsspektrums bestimmen zu können, wurde analog zu [SRD$^+$08] die Detektorantwort $\mathcal{S}(E, P)$ auf monoenergetische Röntgenstrahlung simuliert. Das dafür verwendete Simulationsprogramm wird in Kapitel 3 vorgestellt. Die dort verwendete Pixelgeometrie ist dabei identisch zu der des simplen semi–analytischen Modells, d.h. die quadratischen Detektorpixel haben eine Kantenlänge von $250\,\mu$m, die Sensordicke beträgt $1.6\,$mm und die äußere Spannung U_{bias} $1\,$keV. Die Antwortfunktion auf Photonenergien von $20.5\,$keV bis $139.5\,$keV wurde in Schritten von $1\,$keV simuliert. Die jeweilige Detektorantwort wurde für jede Photonenergie ebenfalls in $1\,$keV-Schritten über einen Energiebereich von $5\,$keV bis $170\,$keV durch entsprechend positionierte Zählerschwellen abgetastet. Der Photonenfluss ist in den Simulationen mit $4.8 \cdot 10^6\,\mathrm{s}^{-1}\,\mathrm{mm}^{-2}$ bewusst gering gehalten, um pulse pileup zu vermeiden. Um trotz des geringen Röntgenflusses eine ausreichende Statistik zu gewährleisten, wurde für jede Photonenenergie die monochromatische Antwortfunktion von 10000 Detektorpixel gemittelt. Die Antwortfunktion auf Photonen mit einer Energie von $80\,\mathrm{keV}$ ist in Abb. 2.25 zu sehen. Der steile Anstieg der Zählrate bei niedrigsten Energien wird „Rauschpeak" genannt und ist durch das Elektronikrauschen der Grundlinie bedingt. Der Anstieg bei etwa $20\,\mathrm{keV}$ stammt von K–Fluoreszenz–Ereignissen bei den verschiedenen Fluoreszenzenergien des Detektormaterials und wird als Fluoreszenzpeak bezeichnet. Bei einer Energie von etwa $55\,\mathrm{keV}$ findet sich der Escapepeak. Er resultiert von detektierten Röntgenquanten, die bei ihrer Konversion einen Teil ihrer Energie durch K–Fluoreszenz an ein Nachbarpixel verloren haben. Der Photopeak schließlich befindet sich aufgrund des Effekts der Ladungsaufteilung bei einer Energie von etwas weniger als $80\,\mathrm{keV}$. Normiert man jede der monoenergetischen Antwortfunktionen auf die Zahl der eingestrahlten Quanten und gewichtet die einzelnen Antwortfunktionen entsprechend mit einem Röhrenspektrum, so erhält man nach Summation aller gewichteten Antwortfunktionen das zu diesem Spektrum gehörende Puls(höhen)spektrum. In Abb. 2.26 ist das Pulsspektrum (grüne, gestrichelte Kurve) zu sehen, d.h. die Detektorantwort auf das $140\,\mathrm{kVp}$ Röhrenspektrum (blaue, durchgezogene

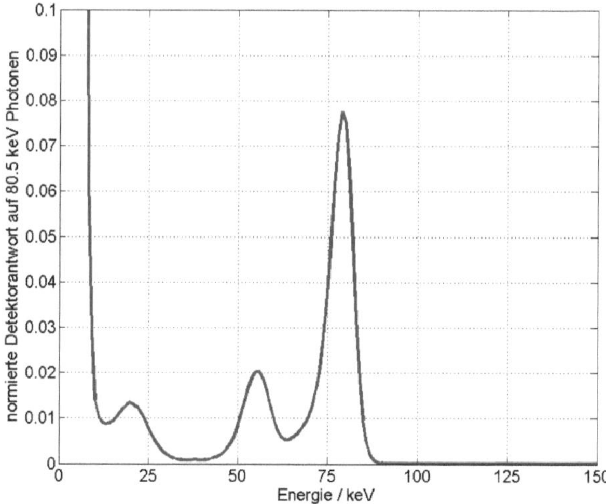

Abbildung 2.25: Simulierte Detektorantwort $\mathcal{S}(E, P)$ auf $E = 80.5\,\mathrm{keV}$ Photonen bei einem Röntgenfluss von $4.8 \cdot 10^6\,\mathrm{s^{-1}mm^{-2}}$, normiert auf die Zahl der eingestrahlten Photonen. Von links nach rechts sind der Rauschpeak , der Fluoreszenzpeak , der Escapepeak und der Photopeak deutlich sichtbar. Den Simulationen liegt die Annahme von CdTe als Detektormaterial mit einer Dicke von $1.6\,\mathrm{mm}$ zugrunde. Die äußere Spannung beträgt $1\,\mathrm{keV}$ und die Kantenlänge der Detektorelemente $250\,\mathrm{\mu m}$.

Kurve) der Röntgenröhre. Aufgrund der Einflüsse von K–Fluoreszenz, Ladungsaufteilung, etc. bleibt die Photonenzahl und damit die Normierung, d.h. die Fläche unter dem Röhrenspektrum nicht erhalten.

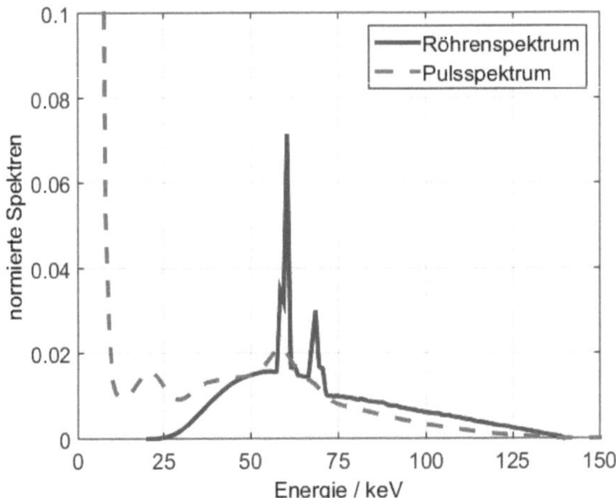

Abbildung 2.26: Errechnete Detektorantwort (grün, gestrichelt) auf ein 140 keV Röhrenspektrum (blau, durchgezogen).

2.6   Bildrekonstruktion

Bilder werden in gängigen klinischen CT–Systemen bis heute vorwiegend mittels gefilterter Rückprojektion (FBP) rekonstruiert [SRB+04, PSV09]. Diese stellt die analytische Inversion der Vorwärtsprojektionen dar, welche während eines CT–Scans üblicherweise in Form eines Sinogramms gemessen werden. Ein Sinogramm ist eine Aneinanderreihung von Projektionen, die bei unterschiedlichem Drehwinkel der Gantry aufgenommen wurden, siehe Abb. 2.27.

Eine direkte Inversion des Projektionsvorgangs führt zu verschwommenen Bildern, siehe Abb. 2.28, linke Spalte. Dies lässt sich durch eine Betrachtung der Fouriertransformierten des Sinogramms erklären. Bei der Rückprojektion findet implizit eine Transformation von karthesischen Koordinaten zu Polarkoordinaten statt. Betrachtet man das infinitesimale Flächenelement $dx\,dy$ so ergibt sich bei der Transformation zu Polarkoordinaten $r\,dr\,d\phi$ ein zusätzlicher Wichtungsfaktor r. Da dieser Faktor im Frequenzraum auftritt, folgt für den Bildraum, unter Anwendung des Faltungstheorems, eine Faltung mit einem

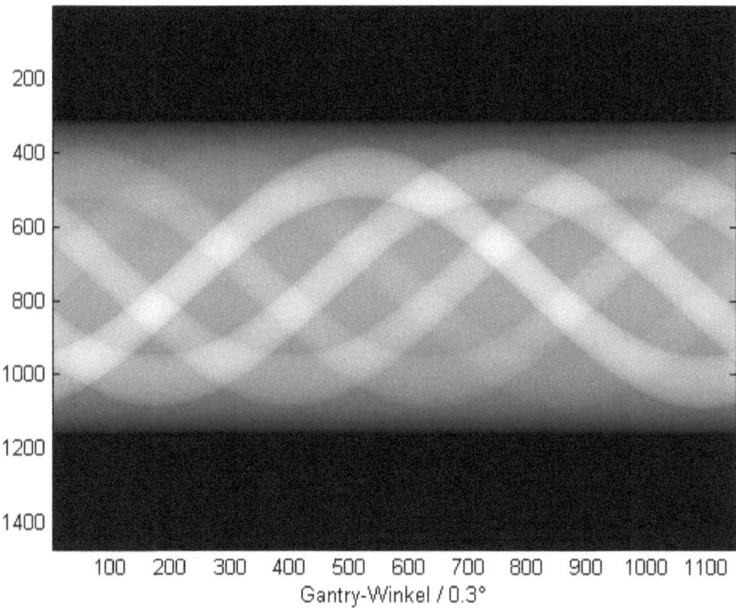

Abbildung 2.27: Sinogramm eines Wasserzylinders mit fünf Kontrastmitteleinsätzen. Die Messdaten wurden auf den Luftwert normiert und anschließend logarithmiert. Von einer Projektion zur nächsten wurde die Gantry um einen Winkel von 0.3° weitergedreht.

Rampenfilter. Alternativ kann das Sinogram auch fouriertransformiert werden, der Filterungsprozess als einfache Multiplikation im Frequenzraum stattfinden und anschließend wieder rücktransformiert werden. Wendet man auf das gefilterte Sinogram die einfache Rückprojektion an, so werden bei einer ausreichenden Anzahl an Projektionen die Objektkanten korrekt wiederhergestellt, siehe Abb. 2.28, rechte Spalte.

Da die numerische Berechnung der schnellen Fouriertransformation (FFT) nicht aufwendig ist, ist die FPB die Rekonstruktionsmethode der Wahl bei zeitkritischen Untersuchungen, die eine schnelle Bildwiedergabe erfordern. Allerdings ist diese Rekonstruktionsmethode im Vergleich zu iterativen Verfahren anfälliger für Streak–Artefakte [DND+00, BF11] , die auf ein unzureichend hohes Detektorsignal zurückzuführen sind. Bedingt durch die Poissonstatistik ist es möglich, dass für bestimme Projektionsrichtungen bei zu geringer Strahlungsdosis einige Detektorpixel kein oder ein zu kleines Signal messen. Nach der Rückprojektion ergeben sich infolge dessen Streifenartefakte entlang dieser Projektionsrichtung, da die zugrunde liegende Statistik bei der FBP nicht berücksichtigt

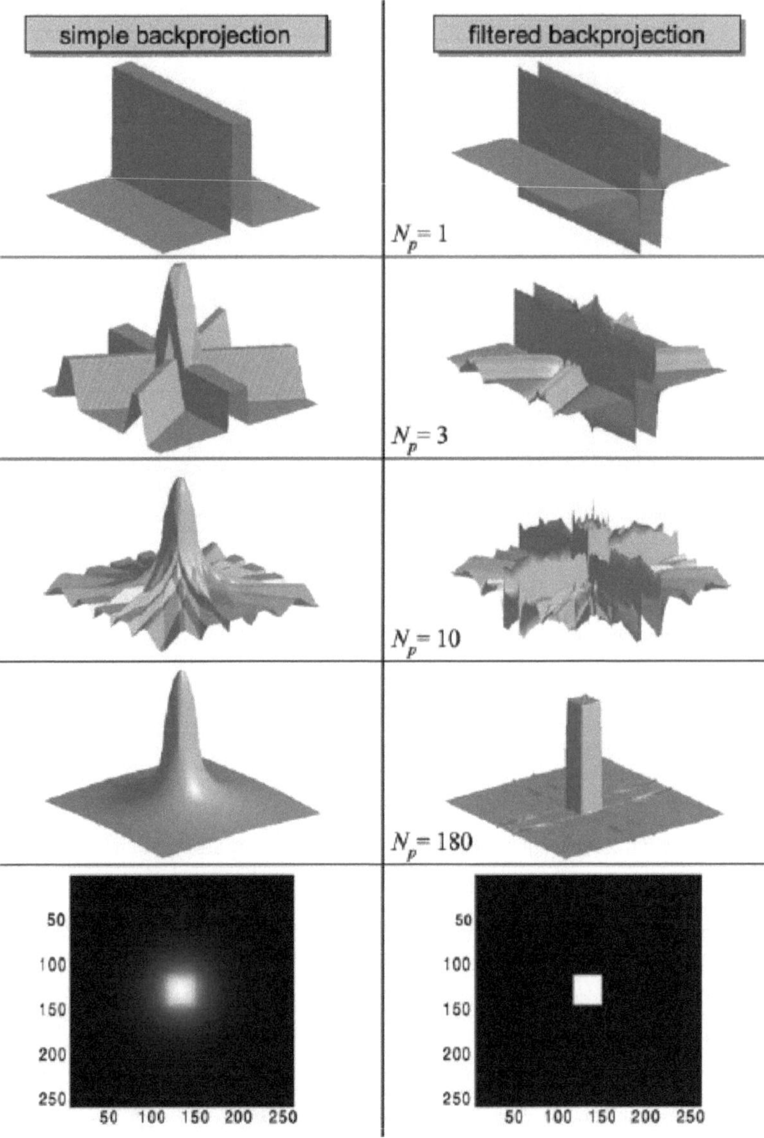

Abbildung 2.28: Vergleich der einfachen Rückprojektion (linke Spalte) mit der gefilterten Rückprojektion (rechte Spalte) für eine unterschiedliche Anzahl an Projektionen, aus [Buz08].

wird. Streak–Artefakte werden hauptsächlich von dichtem Knochen und Metallimplantaten verursacht, können aber auch bei Scans adipöser Patienten auftreten, wenn die Strahlendosis nicht entsprechend angepasst wurde.

Weiterhin berücksichtigt die FBP–Rekonstruktion die polychromatische Natur des Röhrenspektrums nicht, so dass eine separate Strahlaufhärtungskorrektur durchgeführt werden muss. Eine Vielzahl verschiedener algebraische und statistische iterative Bildrekonstruktionsalgorithmen wurden im Laufe der Zeit entwickelt um diese Probleme der FBP zu beheben, siehe z.B. [Lan51, GBH70, HL94, FE98, TSBH07]. Verglichen mit der FBP bieten diese Methoden verbesserte Bildqualität in der Regel jedoch auf Kosten einer erhöhten Rekonstruktionsdauer der Daten. Mit zunehmender CPU–Taktfrequenz und der breiten Verfügbarkeit paralleler Datenverarbeitung auf Grafikkarten wird diese Einschränkung zusehends abgebaut. Aufgrund der Vorteile in der Bildqualität und der wachsenden Rechenleistung moderner Computer befasst sich der Hauptbeitrag dieser Arbeit deshalb mit einer speziell auf quantenzählende Detektoren zugeschnitten statistischen iterativen Bildrekonstruktion.

3 Software und Instrumentierung

3.1 Simulationssoftware

In den folgenden Kapiteln werden Eigenschaften photonenzählender Detektoren auf der Grundlage detaillierter Simulationen untersucht. Zur Herleitung der Studienergebnisse wurden verschiedene ineinandergreifende Simulationsprogramme verwendet, die, angefangen von der Erzeugung von Röntgenspektren über die Detektorantwort bis zur Bildrekonstruktion, die vollständige Datenakquisition und -verarbeitung virtuell nachstellen. Die wichtigsten benutzten Programme sollen im Folgenden vorgestellt werden.

3.1.1 DRASIM

Der Ausgangspunkt der Simulationskette ist das DRASIM–Softwarepaket. Dieses erlaubt auf der Grundlage gemessener Spektren und einer frei konfigurierbaren Systemgeometrie, analytisch Projektionen parametrierter Objekte zu erzeugen. Zusätzlich ist es möglich, eine beliebige Vorfilterung für das Röhrenspektrum festzulegen. Das vom Programm zurückgegebene spektral aufgelöste Sinogramm enthält die für jeden Energiebereich detektierten Photonenzahlen. Die minimal mögliche Energieauflösung der Sinogramme beträgt $1\,\mathrm{keV}$. Wenn nicht anders angegeben, wurde für Simulationen aus Gründen der Dateigröße und der durch K–Fluoreszenz, etc. ohnehin limitierten spektralen Auflösung realistischer PCDs eine Energieauflösung von $5\,\mathrm{keV}$ gewählt. Der Schwächungsprozess berücksichtigt die physikalischen Effekte der Streuung und Fluoreszenz sowie direkte photoelektrische Absorption. Die in Simulationen verwendete Scannergeometrie gleicht jener im Hybrid–Scanner, vgl. Abschnitt 3.2. Der Abstand vom Fokus zum Drehzentrum (Isozentrum) beträgt $595\,\mathrm{mm}$, der Abstand vom Isozentrum zum Detektor $491\,\mathrm{mm}$. DRASIM [FSS$^+$11] wurde von Siemens Healthcare entwickelt und ist nicht frei erhältlich.

3.1.2 SimSD

Die Ausgabedaten von DRASIM, d.h. Energie–aufgelöste Sinogramme, stellen die Basis für die darauffolgende Simulation der Detektorantwort dar. Im Fall quantenzählender Detektoren wurde dafür das Programm SimSD benutzt. Diese Software verwendet Nachschlagetabellen (LUTs, von englisch „look–up tables") , um zeiteffizient die Signalerzeugung für diese Detektoren nachzubilden. Die Tabellen enthalten mehrere mögliche Resultate für ein Ereignis, aus denen während eines Simulationslaufs zufällig ausgewählt wird. Somit wird die benötigte Rechenzeit erheblich verkürzt ohne den Einfluss der Statistik zu vernachlässigen. Die Signalgenerierung ist dabei in mehrere Schritte untergliedert:
Zunächst werden die Ausgangsdaten von DRASIM (auch als SpectraLUT bezeichnet) ausgewertet, um innerhalb jedes Detektorpixels randomisiert und zeitaufgelöst einen genauen Entstehungsort der Ladungswolken festzulegen. Entsprechend der jeweiligen Photonenenergie wird darüber hinaus die in einer Wolke enthaltene Ladungsträgeranzahl bestimmt. Die im Pixel deponierte Ladungsträgermenge hängt dabei nicht nur von der Energie des ursprünglichen Röntgenquants ab, sondern auch vom möglichen Auftreten eines Fluoreszenzereignisses (K–escape) sowie vom Entstehungsort, der beeinflusst, ob Ladungsaufteilung stattfindet. Entstehungsort, Ladungsträgeranzahl und Fluoreszenzereignisse werden dabei wieder anhand einer vorberechneten Tabelle (CloudLUT) bestimmt.
Sobald diese Größen bekannt sind werden die zugehörigen Pulse für sämtliche Elektronenwolken erzeugt (PulseLUT). Dabei wird die in Kapitel 2 bereits aufgezeigte Ortsabhängigkeit der Pulshöhen sowie der Small–Pixel–Effekt (Wichtungspotential) berücksichtigt. Die Ausdehnung von Ladungswolken, bedingt durch Diffusion und Coulombabstoßung der Ladungsträger untereinander wird vernachlässigt, ebenso wie die Betrachtung des Löchersignals und der Einfluss von Defektstellen im Detektormaterial. Die ermittelten Pulse beinhalten bereits die Antwortfunktion der Ausleseelektronik, realisiert in Form einer Faltung mit einem abgeschnittenen Gaußschen Pulsformer. Eine weitere Tabelle (PulseShapeLUT) stellt die Korrelation zwischen induziertem Amplitudensignal und der Energie des ursprünglichen Röntgenquants her.
Für die Berücksichtigung des Elektronikrauschens und dessen Auswirkung auf die spek-

trale Auflösung sorgt die NoiseLUT.

Der finale, zeitaufgelöste Pulszug wird mit einer Reihe von Energieschwellen abgetastet, deren Anzahl und Position vom Anwender vorher festgelegt werden muss und als ThresholdLUT übergeben wird. In der ThresholdLUT wird zudem die Entscheidungsregel definiert, nach welcher der simulierte Pulszug ausgewertet wird. Eine vergleichsweise einfache Entscheidungsregel wäre die der ansteigenden Flanke (rising–edge). Hierbei wird gezählt, wie oft die ansteigende Flanke eines Pulses die jeweilige Schwelle übersteigt und diese Zahl dem Zähler der Schwelle zugeordnet. Die Zählerstände der einzelnen Schwellen entsprechen der Detektorantwort und werden jeweils als Sinogram zurückgegeben. Für detailliertere Informationen zur Simulationskette und SimSD siehe [KNWS09] bzw. [BNK$^+$09, Bal11].

3.2 Hybrid–Prototyp mit photonenzählendem Detektor

Alle durchgeführten Simulationsstudien wurden durch Messungen an einem Prototyp–Scanner [KEKK$^+$12] [KHK$^+$13] verifiziert. Damit war es möglich, die Aussagekraft und Präzision der virtuellen Systemnachbildung zu bestätigen.

Der Prototyp–Scanner ist ein Hybridsystem, das sowohl mit einem zählenden als auch einem Energie–integrierenden Detektor ausgestattet ist. Es besteht wie herkömmliche Dual–Source–Dual–Energy–Systeme aus zwei, auf derselben Gantry angebrachten Röhre–Detektor–Einheiten. Die beiden Einheiten sind zueinander um $95°$ versetzt. Der PCD besteht aus 2×30 Detektorkacheln, von denen jede in 64×64 quadratische Kanäle mit einer Kantenlänge (Pitch) von $225\,\mu m$ unterteilt ist. Die Hauptkomponente jeder Detektorkachel ist ein $1.6\,mm$ starker CdTe–Kristall mit einem Bremsvermögen, das vergleichbar ist mit dem des gewöhnlichen integrierenden Detektors in der anderen Einheit. Die Kanäle können einzeln oder in Gruppen von beispielsweise 4×4 Detektorelementen ausgelesen werden, wobei in letzterem Fall die Photonenzahlen der beitragenden Einzelpixel aufsummiert werden. Diese Konfiguration wird als Makropixel–Modus bezeichnet. Die sensitive Fläche eines Makropixels beträgt entsprechend $0.9 \times 0.9\,mm^2$. Aufgrund eines Kollimatorgitters wird jedes fünfte Detektorelement einer Zeile abgeschattet, so dass sich für den Makropixel–Modus ein physikalischer Pitch von $1.1 \times 0.9\,mm^2$ ergibt. In der Ausleseelektronik des Detektors sind zwei voneinander unabhängig justierbare Zählerschwellen realisiert. Diese sind innerhalb der Grenzen von 20 bis $50\,keV$ für die untere Schwelle bzw. 50 bis $90\,keV$ für die obere Schwelle in Schritten von $1\,keV$

konfigurierbar. Das Gesichtsfeld des zählenden Detektors beträgt 27.5 cm. Die zweite Röhre–Detektor–Einheit enthält einen Szintillationsdetektor aus GOS–Keramik mit einer Stärke von 1.4 mm und ist gegenüber dem kommerziell erhältlichen System [Sie09] unverändert. Die Kanalgröße ist mit $1.0 \times 1.3\,\text{mm}^2$ von vergleichbarer Größenordnung, wie ein Makropixel des zählenden Detektors. Auch hier wird die sensitive Fläche durch ein Kollimatorgitter reduziert zu $1.0 \times 1.0\,\text{mm}^2$. Das Gesichtsfeld ist mit 50 cm annähernd doppelt so groß wie das der anderen Einheit.

Die Unterbringung beider Einheiten auf derselben Gantry mit gleicher Röntgenröhre und ähnlichem Pixelraster erleichtert Vergleichsmessungen zwischen beiden Detektortechnologien. Abbildung 3.1 zeigt den gesamten Prototyp–Scanner mit geöffnetem Gehäuse. Zu erkennen sind der konventionelle Detektor (rechts) sowie der schmälere zählende Detektor (oben) mit ihren individuellen Röntgenquellen (links, bzw. unten). Eine Nahaufnahme des zählenden Detektors findet sich in Abb. 3.2. Eine detaillierte Leistungsanalyse des zählenden Detektors sowie ein ausführlicher Vergleich beider Technologien bezüglich Bildkontrast, Bildrauschen und spektraler Bildgebung findet sich in [KEKK+12] und [KHK+13].

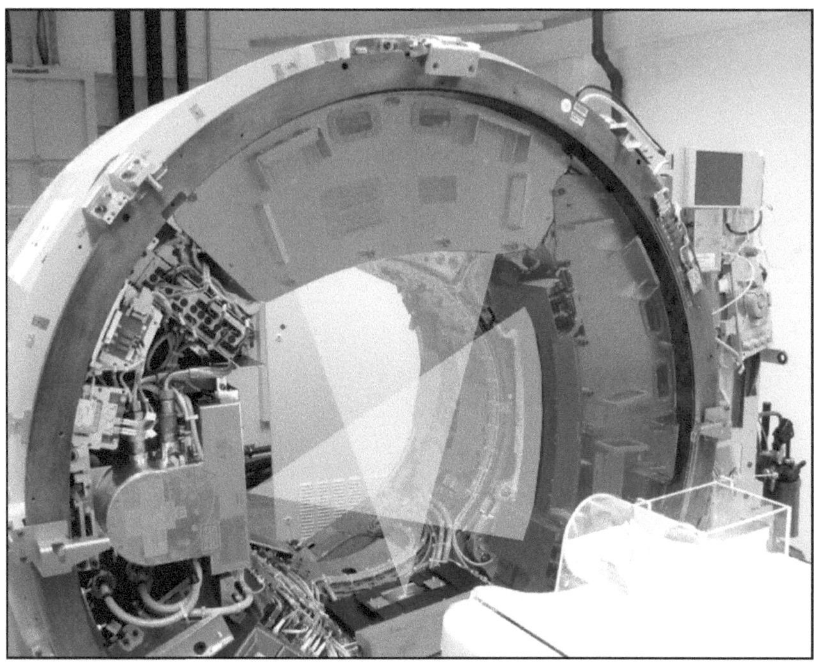

Abbildung 3.1: Blick in die geöffnete Gantry des Prototypen. Deutlich sichtbar ist die Hybridstruktur des Scanners, der beide Detektortechnologien auf einer Gantry enthält — konventioneller Szintillationsdetektor (blau) und neuartiger photonenzählender Detektor (rot) — jeweils mit eigener Röntgenquelle (grün).

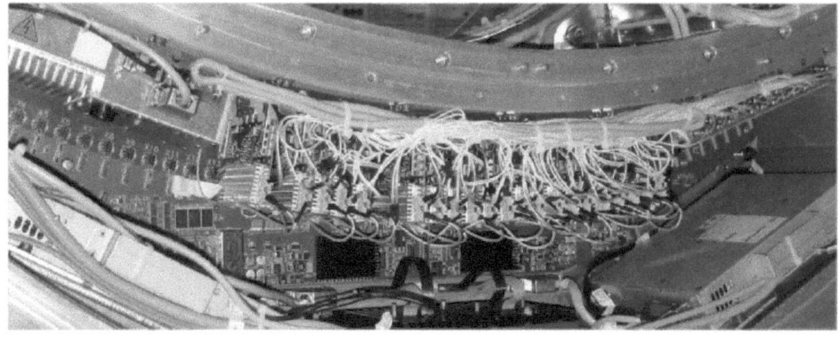

Abbildung 3.2: Nahaufnahme des zählenden Detektors.

Reduktion des Elektronik-bedingten Bildrauschens mit PCDs in der Niedrigdosis-CT

4

4.1 Konzept

Wie in Kapitel 2, Abschnitt 2.5.3 dargestellt, beeinflusst das Elektronikrauschen bei der Registrierung von Pulsen in zählenden Detektoren im Wesentlichen deren Energieauflösungsvermögen, wohingegen es sich in Energie–integrierenden Detektoren neben dem Quantenrauschen als zusätzliche Unsicherheit direkt auf die gemessene Intensität auswirkt. Da das Elektronikrauschen in EID–Daten signalunabhängig einen konstanten Rauschbeitrag liefert, das Quantenrauschen aber mit der Signalstärke korreliert ist, sind integrierende Detektoren bei geringer Signalstärke durch das Elektronikrauschen limitiert. Zudem werden detektierte Röntgenquanten mit ihrer Energie gewichtet vgl. Kapitel 2.4. Somit ist bei diesen der Signalbeitrag niederenergetischer Photonen gegenüber dem Beitrag hochenergetischer Photonen herabgesetzt. Diese Einschränkungen mindern die Effizienz von Energie–integrierenden Detektoren in klinischen Routinen bei geringen Strahlungsdosen.

Die Detektorantwort von PCDs hingegen ist bei geringen Signalstärken linear — hier spielen Effekte durch eine Anhäufung von Pulsen nur eine untergeordnete Rolle — und ihr Signal wird im Wesentlichen nur durch Quantenrauschen beeinflusst. Daher ist anzunehmen, dass nach der Datenrekonstruktion Bilder, die mit PCDs aufgenommen wurden gegenüber jenen, die mit EIDs gewonnen wurden im Fall geringster Strahlungsdosen ein geringeres Rauschen aufweisen.

Anwendungen, die besonders durch den Einsatz von PCDs im Niedrigdosis–Bereich profitieren könnten, wären z.B. Lungenuntersuchungen, Knochendichtemessungen und solche, bei denen eine starke Schwächung der Strahlung zu erwarten ist, wie bei der Bildgebung des Kiefers oder Scans adipöser Patienten. Die im Folgenden vorgestellte

Studie ist zweigeteilt und befasst sich mit einer vergleichenden Analyse des Bildrauschens für Daten, die mit den beiden unterschiedlichen Detektortechnologien gewonnen wurden. Der erste Teil befasst sich mit der Simulation (siehe Kapitel 3) typischer klinischer Routinen und der Herausarbeitung der Rauschreduktion, die durch Einsatz zählender Detektoren anstelle von Energie–integrierenden Detektoren zu erwarten ist. Zur Validierung der Ergebnisse dieser Simulationsstudie wurden Messungen am Hybrid–Prototyp durchgeführt und mit adäquaten Simulationen verglichen.

4.2   Methode

Zunächst wird unter dem Unterpunkt „Simulationsstudie" der Aufbau des ersten Teils der Studie erläutert. Der Mess– bzw. Simulationsaufbau zur Validierung der vorhergesagten Rauschreduktion wird im Abschnitt „Messungen" vorgestellt.

4.2.1   Simulationsstudie

Bei den drei untersuchten Phantomen handelt es sich um eine digitale Nachbildung des Craniums [Siemens AG] sowie um zwei Ausschnitte des sogenannten XCAT–Phantoms [FSS$^+$11]. Letzteres ist das realistische Modell eines menschlichen Körpers, basierend auf sogenannten *Non-Uniform Rational B-S*plines (NURBS). Das bedeutet, es liegt nicht als digitales Volumen vor, sondern ist vollständig parametriert.

Den Ausgangspunkt der Simulation bildet das gemessene 120–kVp–Spektrum einer Röntgenröhre mit Wolframanode. Dieses Spektrum wurde mit einer $0.9\,\text{mm}$ dicken Titanfolie und einer $1.5\,\text{mm}$ dicken Aluminiumschicht vorgefiltert. Eine zusätzliche $2.0\,\text{mm}$ dicke Al–Schicht wird automatisch von der DRASIM–Software aufgeschlagen. Die gewählten Filter entsprechen einer üblichen Vorfilterung in klinischen CT–Scans [KNSF10]. Das gefilterte Spektrum ist in Kapitel 2, Abb. 2.5 abgebildet. Sowohl die Vorfilterung als auch die anschließende Strahlverfolgung der Röntgenstrahlung durch die geometrischen Phantome werden von DRASIM übernommen (siehe Kapitel 3). Die Ausgabe von DRASIM erfolgt in Form eines energieaufgelösten Sinogramms, mit einem spektralen Sampling von $5\,\text{keV}$. Der virtuelle Detektor in DRASIM kann also als idealer quantenzählender Detektor mit einer Quanteneffizienz von $100\,\%$ und Zählerschwellen in $5\,\text{keV}$ Intervallen angesehen werden. Er besteht aus einer Detektorzeile mit 736 sogenannter Makropixel. Jedes dieser Detektor–Makropixel ist nochmals unterteilt in 5×4 quadratische Subpixel mit einer Kantenlänge von je $250\,\mu\text{m}$. Jedes simulierte Sinogramm umfasst 1664 Projektionen, die bei konstantem Winkelversatz während $1.\overline{4}$

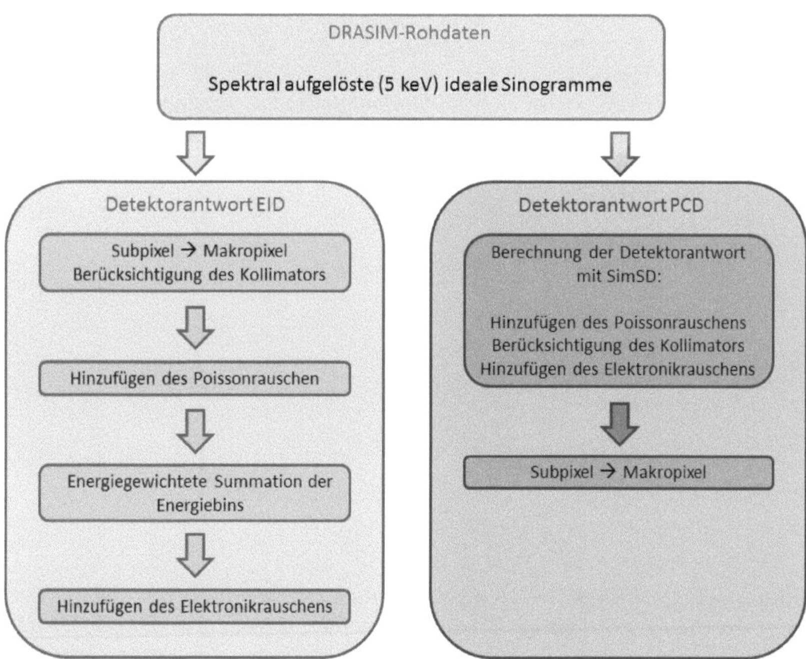

Abbildung 4.1: Überblick über die einzelnen Berechnungsschritte der jeweiligen Detektorantwort.

Gantry–Umdrehungen aufgenommen wurden (1152 Projektionen pro vollem Gantry–Umlauf). Die Rotationszeit für einen vollen Gantry–Umlauf beträgt in allen Simulationen 1 s. Das zentrale Detektorelement ist dabei nicht auf das Drehzentrum zentriert sondern um ein Viertel des Makropixel–Pitches versetzt. Damit wird bei Scans mit mindestens einem vollen Gantry–Umlauf eine Verdopplung der Abtastung (Sampling) erzielt. Die Schichtdicke betrug in allen Simulationen 0.6 mm. Die darauffolgende Berechnung der Detektorantwort des EIDs bzw. des zählenden Detektors basiert auf den idealen, energieaufgelösten Sinogrammen $N(E_k)$ von DRASIM. Das Ablaufdiagramm in Abb. 4.1 gibt einen Überblick über die einzelnen Schritte der Berechnung der Detektorantworten.

Detektorantwort des integrierenden Detektors

Für den Energie–integrierenden Sensor wurde angenommen er bestehe aus Gd_2O_2S mit einer Stärke von 1.4 mm. Die zugehörige energieabhängige Quanteneffizienz von GOS dieser Stärke ist in Abb. 4.2 dargestellt und wurde bei der Berechnung der Detektorantwort berücksichtigt. Um die Pixelgröße des virtuellen EIDs an die des

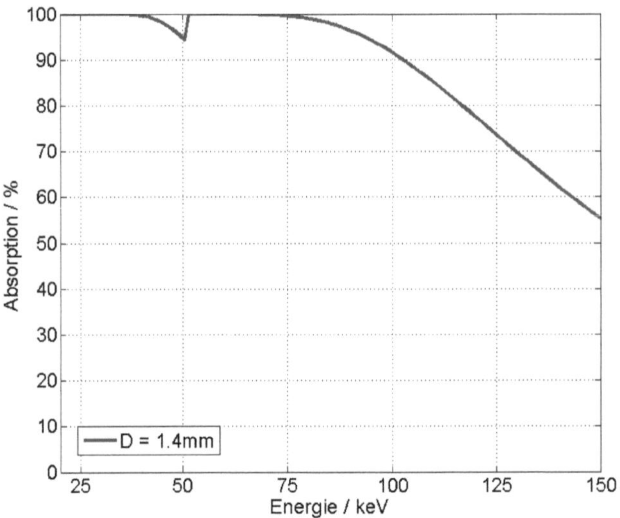

Abbildung 4.2: Quanteneffizienz von Gd_2O_2S für eine Sensordicke von $1.4\,$mm. Der Wiederanstieg der Quanteneffizienz bei $50\,$keV wird von der Absorptionskante von Gadolinium verursacht.

integrierenden Detektors im Hybridscanner anzugleichen, siehe Kapitel 3, Abb. 2.8, wurden die Signale in je 4×4 der Subpixel zu einem Makropixel aufsummiert. Jede fünfte Subpixelspalte wurde ausgelassen und somit die Abschattung durch den Kollimator nachgestellt. Als nächstes wurden die Counts in den einzelnen Energiebins verrauscht. War die Zahl der Counts bei Summation über alle Energiebins eines Makropixels, unter Berücksichtigung der Quanteneffizienz, kleiner als 525 so wurden die Counts Poisson–verrauscht, war sie größer als 525 wurde aus Performancegründen die Poissonverteilung durch eine Normalverteilung genähert. Anschließend wurden für jedes Detektorpixel die verrauschten Counts aller Energiebins mit ihrer jeweiligen mittleren Energie gewichtet und aufsummiert, gemäß

$$I = \sum_k N(E_k)\, Q(E_k)\, E_k\, \Delta E. \tag{4.1}$$

Dabei ist ΔE die Breite der Energiebins und $Q(E_k)$ repräsentiert die Quanteneffizienz des Detektors bei der mittleren Energie E_k des k-ten Energiebins, vgl. Abb. 4.2. Das resultierende Sinogramm wird schließlich noch mit dem Elektronikrauschen beaufschlagt.

Detektorantwort des zählenden Detektors

Die Detektorantwort des zählenden Detektors wurde mit SimSD berechnet (vgl. Kapitel 3), basierend auf denselben DRASIM–Sinogrammen, die auch zur Berechnung der Detektorantwort des integrierenden Sensors dienten. Die Sensorparameter zur Berechnung der Detektorantwort des virtuellen PCDs mit SimSD wurden wie folgt gewählt: Die angelegte äußere Spannung U_{bias} am Sensor beträgt 1 kV, bei einer Sensordicke von 1.6 mm. Das Elektronikrauschen wurde ebenfalls als Gaußsches Rauschen simuliert und als Rauschen der Grundlinie mit einer Standardabweichung von 1 keV berücksichtigt. Die Geometrie des simulierten PCDs ist in Abb. 2.9 in Kapitel 2 dargestellt. Eine Summation der Subpixel zu Makropixeln findet erst nach der Anwendung von SimSD statt, um die feinere Pixelierung des quantenzählenden Detektors zu berücksichtigen. Die Sinogramme beider simulierter Detektoren besitzen somit nach der Berechnung der Detektorantwort wieder dieselbe räumliche Auflösung. Die Detektorantwort hängt im Fall zählender Detektoren stark von der Position der Zählerschwellen im Pulsspektrum ab. Untersucht wurden die Detektorantworten für Schwellen von 20 keV bis 80 keV in 5 keV-Schritten. Ein Vergleich des Bildrauschens aller 13 rekonstruierten Datensätze des PCDs mit dem Bildrauschen des EIDs bei fehlendem Elektronikrauschen ergab für eine Zählerschwelle bei 30 keV die beste Übereinstimmung bei allen untersuchten Phantomen.

Elektronikrauschen

Das Elektronikrauschen im Energie–integrierenden Detektor ist äquivalent zu einer Standardabweichung von 3.2 Counts (100 %) bzw. 6.4 Counts (200 %). 100 % Elektronikrauschen wurden dabei so gewählt, dass sie dem Elektronikrauschen von integrierenden Detektoren in aktuellen high–end–Geräten entsprechen. Um das Elektronikrauschen in Counts angeben zu können, wurde ausgenutzt, dass auf logarithmischer Skala die Verteilung der Zählwerte des PCDs bei einer Schwelle von 30 keV nahezu identisch ist zur Verteilung der Intensitätswerte, i.e. den energiegewichteten Zählwerten des EIDs. Diese sind nur um einen festen Offset zueinander verschoben, verursacht durch die Energiegewichtung der Daten im EID. Abbildung 4.3 illustriert dies durch die Auftragung der logarithmierten (energiegewichteten) Zählwerte von simulierten Scans eines Wasserzylinders[1] in einem Histogramm. Der ermittelte Offset beträgt 4.35. Demnach

---

[1] Es wurde dasselbe Röhrenspektrum verwendet wie für die Simulationen der klinischen Phantome

entspricht 1 Count des Quantenzählers in etwa einem Intensitätswert von $e^{4.35} = 77$ im Energie–integrierenden System.

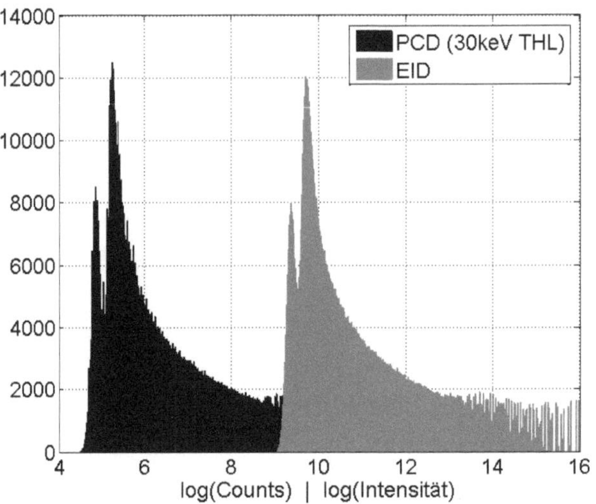

Abbildung 4.3: Histogramme der logarithmierten Counts der 30 keV-Schwelle (PCD) bzw. der logarithmierten Intensitätswerte (EID). Die Intensitätswerte des EID wurden *ohne* Elektronikrauschen simuliert.

Vorverarbeitungsschritte und Bildrekonstruktion

Nach der Berechnung der Detektorantworten wurde ein adaptives Filter auf die jeweiligen Sinogramme angewandt, um das Bildrauschen dem klinischer CT–Scans anzupassen. Adaptive Filter ermöglichen in der Computertomographie eine Senkung der applizierten Dosis bei gleichwertiger Bildqualität. Das hier verwendete Filter ersetzt pixelweise das gemessene Signal durch den Mittelwert aus dem Zentralpixel und den acht nächsten Nachbarpixel, falls das gemessene Signal im Zentralpixel kleiner als 160 Counts (PCD) bzw. dem dieser Zahl entsprechenden Intensitätswert (EID) ist. Ist das so berechnete Signal immer noch kleiner als acht Counts, bzw. der entsprechende Intensitätswert, wird der Wert in dem betreffenden Pixel auf acht, bzw. den entsprechenden Intensitätswert angehoben. Dabei büßt man zwar lokal Ortsauflösung und Kontrast ein, reduziert aber im Gegenzug auch das dortige Bildrauschen.

Im Anschluss wurden die Daten beider Detektoren auf die jeweiligen Luftwerte normiert, auf negative logarithmische Skala umgerechnet und einer Strahlaufhärtungs–Korrektur

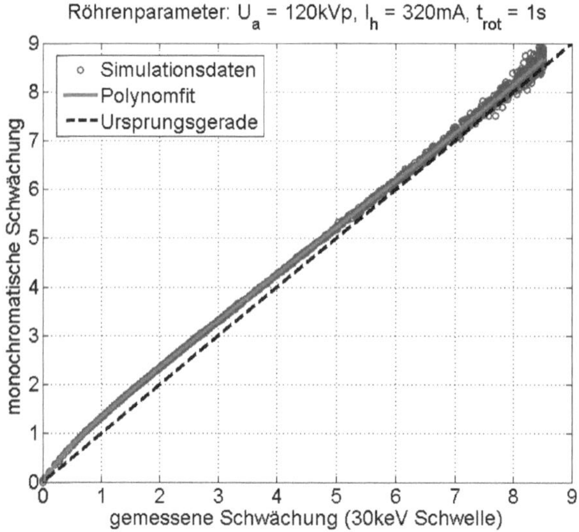

Abbildung 4.4: Illustration der kombinierten Strahlaufhärtungs- und pulse–pileup–Korrektur.

(BHC) auf Wasserbasis unterzogen. Im Fall des quantenzählenden Detektors ist die BHC mit einer Linearitäts–Korrektur (pulse–pileup–Korrektur) kombiniert. Für die Korrektur wurden unter Berücksichtigung der jeweiligen Detektorantwort Projektionsdaten von Wasserzylindern mit Durchmessern von $20\,\mathrm{cm}$ und $50\,\mathrm{cm}$ mit demselben Spektrum simuliert wie die Scans der untersuchten klinischen Phantome. Zusätzlich wurden von diesen Wasserzylindern auch ideale monoenergetische Projektionsdaten simuliert, die frei von Strahlaufhärtungsartefakten sind und als Referenz dienen. Sowohl mono– (Index m) als auch polyenergetische (Index p) Projektionsdaten I wurden auf ihre Luftwerte I_0 normiert und davon der negative Logarithmus berechnet:

$$l_{\mathrm{m|p}}^{\mathrm{EID}} = -\log(\frac{I_{\mathrm{m|p}}}{I_{0,\mathrm{m|p}}}) \qquad \text{bzw.} \qquad l_{\mathrm{m|p}}^{\mathrm{PCD}} = -\log(\frac{N_{\mathrm{m|p}}}{N_{0,\mathrm{m|p}}}). \tag{4.2}$$

Diese Schwächungsdaten sind beispielsweise für die $30\,\mathrm{keV}$-Schwelle des PCDs gegeneinander aufgetragen in Abb. 4.4 dargestellt (l_p gegen l_m, blaue Kreise). An diese Datenpunkte wurde jeweils ein Polynom gefittet (rote, durchgezogene Linie), mit dessen Hilfe schließlich die Sinogramme der beiden virtuellen Detektoren korrigiert wurden.
Eine Umrasterung der Daten überführt diese von Fächerstrahl– in Parallelgeometrie und bereitet sie so für die FBP–Rekonstruktion vor. Diese wurde mit einem mäßig scharfen

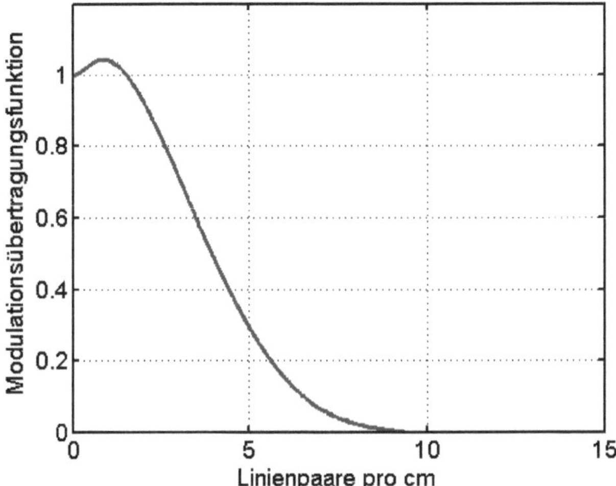

Abbildung 4.5: Modulationsübertragungsfuntion des für die FBP-Rekonstruktion verwendeten B40f Filterkerns.

Filterkern (B40f[2]) durchgeführt, dessen Modulationsübertragungsfunktion (MTF) in Abb. 4.5 zu sehen ist. Abbildungen 4.6 bis 4.8 zeigen die finalen Bilder für die beiden analysierten Detektortechnologien, jeweils bei der gewählten Röhrenspannung von $120\,\mathrm{kVp}$ und einem Röhrenstrom von $320\,\mathrm{mA}$. Das Bildrauschen wurde dabei nicht direkt in den einzelnen Bildern gemessen sondern im Differenzbild zweier Scans mit identisch gewählten Scan– und Rauschparametern aber unabhängig generiertem Quanten– und Elektronikrauschen. Die zugehörigen Bilder der beiden Simulationsläufe unterscheiden sich also lediglich im Bildrauschen. Die eingekreisten Bereiche (*Regions Of Interest*, ROIs) in den Bildern kennzeichnen die beitragenden Pixel anhand derer im Differenzbild das Bildrauschen ausgewertet wurde. Da die Daten für eine Schichtdicke von $0.6\,\mathrm{mm}$ simuliert wurden, wurde das in den Differenzbildern ermittelte Rauschen global mit einem Faktor von $\frac{1}{\sqrt{5}}$ skaliert um dem Bildrauschen bei einer Schichtdicke von $3.0\,\mathrm{mm}$ zu entsprechen. Zusätzlich wurde noch mit einen Faktor von $\frac{1}{\sqrt{2}}$ skaliert der sich gemäß Gaußscher Fehlerfortpflanzung ergibt, da die Messung des Bildrauschens im Differenzbild stattfand.

---

[2] Bezeichnung nach Siemens Healthcare

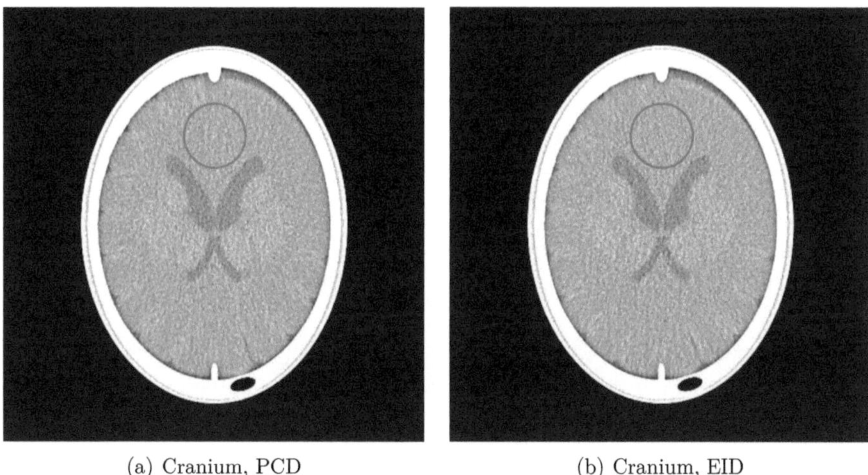

(a) Cranium, PCD   (b) Cranium, EID

Abbildung 4.6: Untersuchte Phantome: (a), (b): Cranium, (Siemens Healthcare, Forchheim); PCD: zählender Detektor, EID: Energie–integrierender Detektoren. Die eingekreisten Areale (ROIs) markieren den Bereich, in welchem im *Differenzbild* das Rauschen gemessen wurde. Die Fensterung der Bilder beträgt $C = 0\,\mathrm{HU}$, $W = 200\,\mathrm{HU}$.

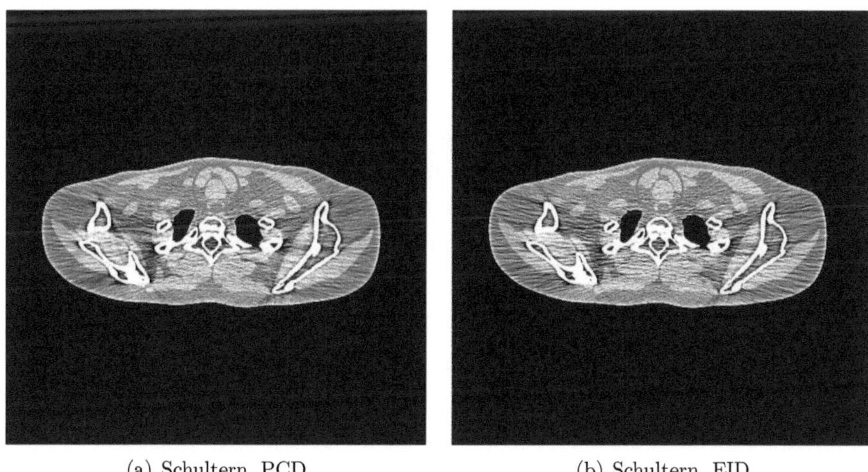

(a) Schultern, PCD   (b) Schultern, EID

Abbildung 4.7: Untersuchte Phantome: (c), (d): Schultern, [FSS+11]; PCD: zählender Detektor, EID: Energie–integrierender Detektoren. Die eingekreisten Areale (ROIs) markieren den Bereich, in welchem im *Differenzbild* das Rauschen gemessen wurde. Die Fensterung der Bilder beträgt $C = 0\,\mathrm{HU}$, $W = 175\,\mathrm{HU}$.

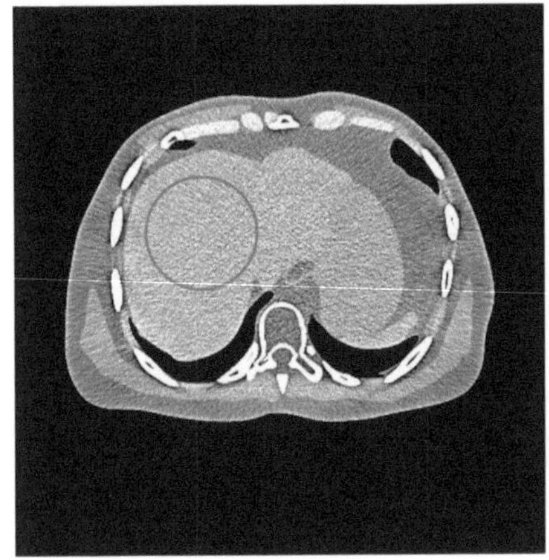

(a) Abdomen, PCD

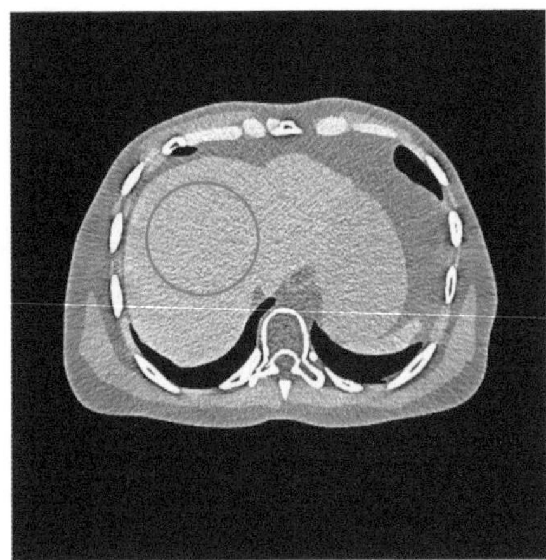

(b) Abdomen, EID

Abbildung 4.8: Untersuchte Phantome: (e), (f): Abdomen [FSS⁺11]. PCD: zählender Detektor, EID: Energie–integrierender Detektoren. Die eingekreisten Areale (ROIs) markieren den Bereich, in welchem im *Differenzbild* das Rauschen gemessen wurde. Die Fensterung der Bilder beträgt $C = 0\,\mathrm{HU}$, $W = 250\,\mathrm{HU}$.

4.2.2 Messungen

Zur Validierung der Simulationsergebnisse wurde der im vorigen Kapitel vorgestellte Hybridscanner benutzt. Der integrierende Detektor besitzt 64 Zeilen, entspricht aber ansonsten seinem virtuellen Gegenstück.

Der Subpixel–Pitch des PCDs im Prototyp ist allerdings mit $225 \times 225\,\mu\mathrm{m}^2$ etwas kleiner als in den Simulationen. Damit ist die aktive Fläche im realen PCD um $19\,\%$ geringer. Der PC–Detektor bestand zu diesem Zeitpunkt[3] aus 64 Zeilen mit je 368 Detektorelementen und einem Gesichtsfeld (FOV) von $22\,\mathrm{cm}$ [KGJ⁺10].

Zur Verifikation der Simulationsergebnisse wurden Simulationsdaten mit Prototypdaten verglichen. Dazu wurden am Prototyp bei Röhrenparametern von $120\,\mathrm{kVp}$ und $25\,\mathrm{mA}$ Projektionen (eines Ausschnitts[4]) eines $40\,\mathrm{cm}$ durchmessenden Wasserzylinders bei statischer Gantry aufgenommen, vgl. Abb. 4.9. Der Wasserzylinder wurde dabei exzentrisch positioniert, um eine möglichst große Bandbreite unterschiedlicher Schwächungswerte zu messen. Im Fall des zählenden Detektors wurde ein Stichprobenumfang von 11393, im Fall des integrierenden Detektors von 8065 Projektionen gemessen. Die unterschiedlichen Stichprobenumfänge sind bedingt durch die unterschiedliche Kanalzahl

---

[3] Der Prototyp wurde während der Entstehung dieser Arbeit mehrfach umgebaut.
[4] Das FOV ist mit $22\,\mathrm{cm}$ kleiner als der Durchmesser des Wasserzylinders.

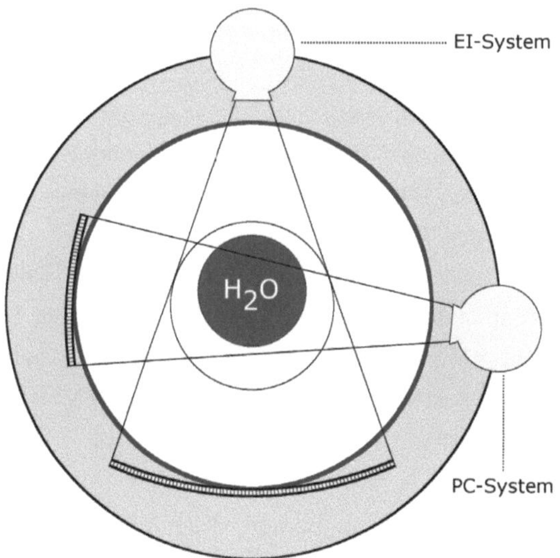

Abbildung 4.9: Skizze des Messaufbaus zur Aufnahme der Projektionsdaten des 40 cm Wasserzylinders mit statischer Gantry am Prototyp–Scanner.

der Detektoren sowie maskierte Kanäle. Bei äquivalenten Röhrenparametern wurden ebenfalls für jedes der beiden virtuellen Detektorsysteme je 10000 Projektionen des virtuellen Pendants des Wasserzylinders simuliert. Keine weiteren Datenverarbeitungsschritte wurden auf die Simulationsdaten angewandt, lediglich eine Fusion der Subpixel zu Makropixeln fand für PCD–Daten statt. Abgesehen von einer Offset–Korrektur und einer Gain–Kalibrierung vor der Datennahme blieben auch die Daten des Hybridscanners unbearbeitet. Diese Korrekturen sind notwendig, um ein unterschiedliches Ansprechen einzelner Pixel zu kompensieren. Über den jeweiligen Stichprobenumfang wurde separat für jedes Detektorelement Mittelwert und Varianz berechnet.

4.3 Ergebnisse

Im Folgenden werden die Ergebnisse der Studie vorgestellt und die mögliche Rauschreduktion ermittelt, die in den untersuchten Szenarien mit PCDs gegenüber konventionellen Detektoren erzielt wurde. Anschließend folgt die Auswertung und Präsentation der am Hybrid–Prototyp gemessenen Daten.

4.3.1 Simulationen

Insgesamt wurden drei Simulationsreihen durchgeführt und dabei der Einfluss des Elektronikrauschens auf das Bildrauschen in Untersuchungen des Abdomen, des Craniums und der Schultern für unterschiedliche Röhrenströme bestimmt. In allen Szenarien variiert der Röhrenstrom zwischen 20 mA und 320 mA. Die Ergebnisse der Auswertung des Bildrauschens sind in den Abbildungen 4.10-4.12 dargestellt. Entlang der Abszisse ändert sich die Röhrenspannung, entlang der Ordinate ist das Bildrauschen aufgetragen. Die schwarzen Datenpunkte stammen von der Auswertung der Bilder, die mit PCDs gewonnen wurden (kein Marker). Die farbigen Datenpunkte spiegeln die Ergebnisse für Energie–integrierende Detektoren mit unterschiedlich starkem Elektronikrauschen wider: kein Elektronikrauschen (grün, quadratischer Marker), 100 % Elektronikrauschen (rot, dreieckiger Marker) und 200 % Elektronikrauschen (blau, kreisförmiger Marker).

Für die Craniumscans lässt sich in Bildern, die mit PCDs generiert wurden, keine Rauschreduktion gegenüber solchen, die mit EIDs erzeugt wurden, feststellen. Diese Beobachtung legt nahe, dass der Schädel die ankommende Strahlung nur moderat schwächt. Somit ist das Bildrauschen durch Quantenrauschen dominiert und das Elektronikrauschen in diesem Fall gegenüber dem Quantenrauschen vernachlässigbar. Im Gegensatz

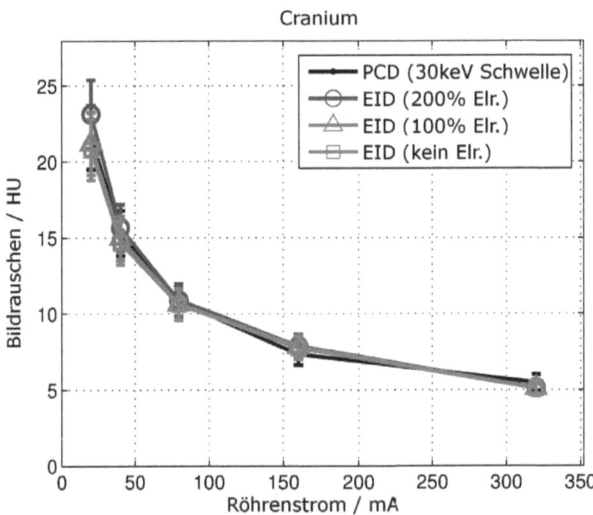

Abbildung 4.10: Gemessenes Bildrauschen mit Messunsicherheiten bei verschiedenen Röhrenströmen für simulierte Craniumscans mit einem 120 kVp Spektrum. EID: Energie–integrierender Detektor, PCD: zählender Detektor, Elr: Elektronikrauschen.

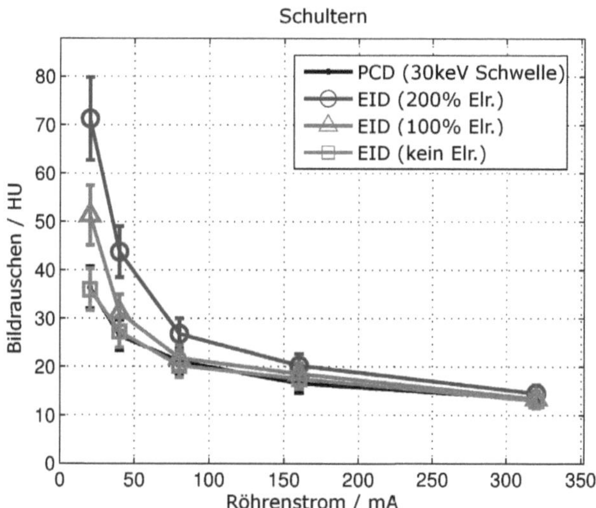

Abbildung 4.11: Gemessenes Bildrauschen mit Messunsicherheiten bei verschiedenen Röhrenströmen für simulierte Schulterscans mit einem 120 kVp Spektrum. EID: Energie–integrierender Detektor, PCD: zählender Detektor, Elr: Elektronikrauschen.

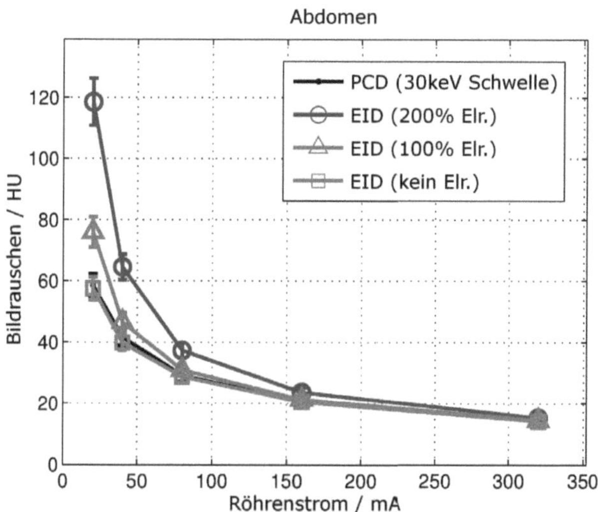

Abbildung 4.12: Gemessenes Bildrauschen mit Messunsicherheiten bei verschiedenen Röhrenströmen für simulierte Abdomenscans mit einem 120 kVp Spektrum. EID: Energie–integrierender Detektor, PCD: zählender Detektor, Elr: Elektronikrauschen.

dazu verzeichnet man bei den Schulter– und Abdomenscans gegenüber integrierenden Detektoren eine merkliche Abnahme des Bildrauschens mit sinkendem Röhrenstrom unter Verwendung zählender Sensoren. Tabelle 4.1 quantifiziert die ermittelte erreichbare Rauschreduktion r in Prozent, berechnet gemäß:

$$ r = \frac{\sigma_{PCD} - \sigma_{EID}}{\sigma_{EID}} \cdot 100\,\% \, . \tag{4.3} $$

σ_{EID} und σ_{PCD} bezeichnen das für den Energie–integrierenden bzw. zählenden Detektor gemessene Bildrauschen. Ein negatives Vorzeichen bedeutet somit eine Verringerung des Bildrauschens bei Verwendung eines PCDs. Für einen Abdomenscan bei $120\,\mathrm{kVp}$ mit $80\,\mathrm{mA}$ ergibt sich beispielsweise im Mittel eine Rauschreduktion von rund $10\,\%$ gegenüber Bildern die zur Datennahme einen state–of–the–art integrierenden Detektor verwenden.

	El.-rauschen	20 mA	40 mA	80 mA
Abdomen, 120 kV	100%	$(-23.8 \pm 6.6)\,\%$	$(-13.3 \pm 6.6)\,\%$	$(-10.3 \pm 6.6)\,\%$
	200%	$(-48.3 \pm 6.5)\,\%$	$(-32.0 \pm 6.6)\,\%$	$(-25.0 \pm 6.6)\,\%$
Cranium, 120 kV	100%	$(1.9 \pm 9.8)\,\%$	$(2.2 \pm 10.0)\,\%$	$(1.3 \pm 10.2)\,\%$
	200%	$(-6.7 \pm 9.8)\,\%$	$(-2.3 \pm 9.9)\,\%$	$(-0.9 \pm 10.1)\,\%$
Schultern, 120 kV	100%	$(-29.1 \pm 12.0)\,\%$	$(-15.3 \pm 12.1)\,\%$	$(-3.2 \pm 12.1)\,\%$
	200%	$(-49.0 \pm 12.0)\,\%$	$(-39.6 \pm 12.0)\,\%$	$(-21.3 \pm 12.0)\,\%$
		160 mA	320 mA	
Abdomen, 120 kV	100%	$(-2.9 \pm 6.7)\,\%$	$(-1.0 \pm 6.8)\,\%$	
	200%	$(-12.2 \pm 6.6)\,\%$	$(-6.5 \pm 6.7)\,\%$	
Cranium, 120 kV	100%	$(-6.0 \pm 10.4)\,\%$	$(7.5 \pm 11.7)\,\%$	
	200%	$(-6.9 \pm 10.5)\,\%$	$(6.6 \pm 11.7)\,\%$	
Schultern, 120 kV	100%	$(-10.7 \pm 12.1)\,\%$	$(-0.3 \pm 12.3)\,\%$	
	200%	$(-18.1 \pm 12.1)\,\%$	$(-8.1 \pm 12.2)\,\%$	

Tabelle 4.1: Potenziell erreichbare Reduktion des Bildrauschens bei Verwendung quantenzählender Detektoren anstelle integrierender Sensoren mit gleicher Kanalgröße (Makro–Pixel). Die Tabelle stellt eine Übersicht der in Abbildungen 4.10-4.12 gezeigten Ergebnisse dar.

4.3.2 Messungen

In den Abbildungen 4.13(b) und 4.13(a) sind die ermittelten mittleren Photonenzahlen bzw. skalierten[5] Intensitäten für alle Detektorpixel gegen ihre zugehörige Varianz

---

[5] vgl. 4.2.1

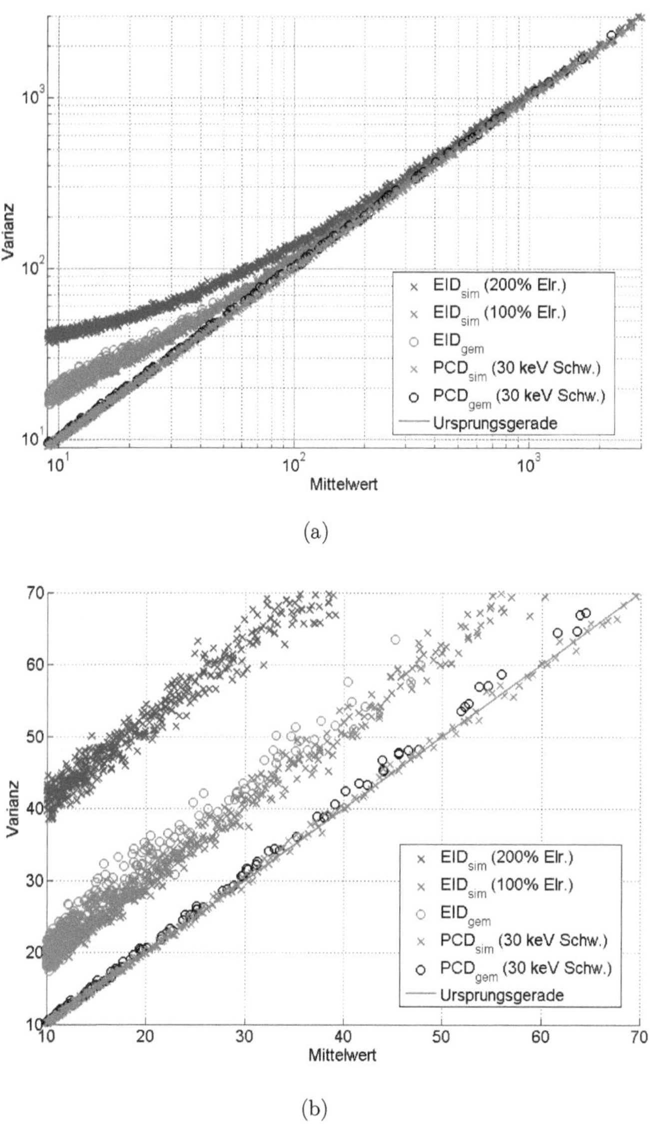

Abbildung 4.13: Mittlere Photonenzahl, aufgetragen gegen die zugehörige Varianz für simulierte (Index 'sim' in der Bildlegende) und gemessene (Index 'gem' in der Bildlegende) Daten für zählende (PCD) und Energie–integrierende Detektoren (EID) nach unterschiedlich starker Schwächung. Abbildung (a) zeigt einen großer Ausschnitt auf doppelt logarithmischer Skala, (b) zeigt dabei den Ausschnitt niedriger Photonenzahl, bzw. starker Schwächung.

aufgetragen; sowohl für gemessene als auch simulierte Daten beider Systeme. Ein Vergleich der simulierten PCD–Daten mit den realen Messdaten zeigt eine sehr gute Übereinstimmung. Wie es für eine poissonverteilte Zufallsvariable zu erwarten ist, liegen die Werte auf einer Ursprungsgeraden.

Aufgrund des Elektronikrauschens ergibt sich bei linearer Auftragung (Abb. 4.13(b)) der Daten für Energie–integrierende Detektoren ein Offset, der sich auf doppelt-logarithmischer Skala (Abb. 4.13(a)) als Krümmung, weg vom Koordinatenursprung manifestiert. Die Simulationsdaten mit 100 % Elektronikrauschen überlappen dabei gut mit den entsprechenden Messdaten des EID des Prototyps. Dies zeigt, dass die gewählte Rauschamplitude in den Simulationen der von state–of–the–art EIDs entspricht und untermauert damit die von den Simulationen vorhergesagte Abnahme des Bildrauschens. Mit zunehmender Zählrate lässt sich eine geringfügige Abweichung von der erwarteten Steigung von 1.00 sowohl für die PCD–Messdaten als auch die entsprechenden Simulationen erkennen. Fittet man eine Gerade an die Daten, so ergibt sich eine Steigung von 1.05. Die Abweichung von 0.05 wird Fano–Faktor genannt [Fan47] welcher als das Verhältnis von Varianz zu Mittelwert definiert ist. Für eine ideal poissonverteilte Zufalls-variable sollte dieser gerade 1.00 betragen. Die messbare Abweichung in Abb. 4.13(b) ist materialspezifisch und kommt durch korrelierte Ionisationsprozesse im Detektormaterial zustande. Aufgrund dieser statistischen Abhängigkeit kann die tatsächliche Energieauflö-sung von Halbleiterdetektoren unter Umständen besser als die theoretische Vorhersage für einen reinen Poissonprozess sein, vgl. auch [Spi05].

4.4 Diskussion

Im Folgenden sollen die Ergebnisse der Simulationsstudie sowie der validierenden Ver-gleichsmessung besprochen werden.

4.4.1 Simulationen

Wie Abbildungen 4.10-4.12 zeigen, verhält sich der untersuchte quantenzählende De-tektor mit einer Zählerschwelle bei 30 keV bezüglich des Bildrauschens näherungsweise wie ein idealer Energie–integrierender Detektor ohne Elektronikrauschen. Dies bestätigt die anfängliche Einschätzung, dass Elektronikrauschen sich bei zählenden Detektoren im Wesentlichen nicht auf das Zählersignal sondern stattdessen auf deren spektrale Sensitivität auswirkt. In Abhängigkeit der gewählten klinischen Routine lässt sich somit bei geringen Röntgenflüssen eine Rauschreduktion von bis zu etwa 50 % erreichen. Bei zu geringen Röhrenströmen etwa im Bereich von $20\,\mathrm{mA} - 40\,\mathrm{mA}$ sind die rekonstruierten FBP–Bilder aber sehr stark verrauscht und daher eventuell nicht mehr diagnostisch auszuwerten. Hier führt der Einsatz iterativer (statistischer) Rekonstruktionsmethoden jedoch zu erheblichen Verbesserungen und ermöglicht somit auch bei diesen Röhrenströmen klinische Bildgebung.

Eine mögliche Erweiterung der Studie könnte sich mit dem Einfluss der Vorfilterung des Spektrums befassen. Da eine starke Vorfilterung notwendig ist, um schmale Spektren mit Röntgenröhren zu erhalten, ist der resultierende Röntgenfluss nach der Filterung stark reduziert. Zusätzlich zur geringen Quantenausbeute nach einer starken Filterung reduziert die Energiegewichtung in integrierenden Detektoren den Beitrag niederenergetischer Quanten. Allerdings wäre gerade bei niedrigen Photonenergien der generierte Bildkontrast jodbasierter Kontrastmittel besonders hoch, siehe Abb. 2.6. Durch die fehlende Energiegewichtung und die vernachlässigbaren Auswirkungen des Elektronikrauschen auf das Signal zählender Detektoren könnte es in Verbindung mit iterativen Rekonstruktionsverfahren möglich sein, neue klinische Routinen in diesem Bereich zu etablieren, die mit herkömmlichen Detektoren bisher nicht denkbar gewesen wären.

4.4.2 Messungen

Die Messungen am Hybrid–Scanner bestätigen im Vergleich mit den Simulationsergebnissen die Aussagekraft der abgeleiteten Rauschreduktion für die einzelnen Szenarien der Simulationsstudie, vgl. Abb. 4.1.

4.5 Zusammenfassung

In der vorgestellten Studie wurde der Einfluss des elektronischen Ausleserauschens, wie es in integrierenden sowie zählenden Detektoren auftritt, auf das Bildrauschen in CT–Bildern untersucht. Anhand von Simulationen konnte die Abwesenheit von Elektronikrauschen in Graustufenbildern belegt werden, wenn die Daten mit einem quantenzählenden Detektor aufgenommen wurden. In diesen äußert sich das Elektronikrauschen in einer Reduktion des spektralen Auflösungsvermögens.

Die erreichbare Steigerung der Bildqualität mit PCDs wurde für typische klinische Routinen herausgearbeitet. Die gefundenen Ergebnisse konnten anhand eines Vergleichs simulierter und realer Daten validiert werden, wobei letztere mit einem Hybrid–Prototypscanner gemessen wurden, der mit beiden Detektorsystemen ausgestattet ist.

Damit sind quantenzählende Detektoren nachweislich nützlich, um im Bereich geringer Röhrenströme die Patientendosis weiter zu reduzieren oder die Bildqualität zu verbessern.

5 Anpassung der Zählerschwellen zur Generierung optimierter Grauskalenbilder

5.1 Konzept

Das folgende Kapitel beschäftigt sich mit der Frage, wie viele Zählerschwellen in einem realistischen, zählenden Detektor nötig sind, um die verfügbare spektrale Information bestmöglich nutzbar zu machen. Für einen idealen Quantenzähler wäre diese Frage leicht zu beantworten: Je mehr Schwellen desto besser die spektrale Auflösung. Wie aber in Kapitel 2 deutlich wurde, ist die tatsächlich erreichbare Energieauflösung in realen Systemen durch eine Reihe physikalischer Effekte beschränkt (K–Fluoreszenz, Ladungsübersprechen, etc.). Daher sollte eine endliche Anzahl an Komparatorschwellen in echten Detektoren ausreichen.

Als Maß für die zusätzliche spektrale Information wurde der Zugewinn an CNR^2 bzw. die erreichbare Rauschreduktion mittels einer bildbasierten Optimierungsmethode [GNA04, NKG$^+$04, Sch09, KNSF10] verwendet. Dazu werden die Datensätze der einzelnen Energieschwellen (vgl. „schwellenbasiertes Auslesen" in Kapitel 2 Abschnitt 2.5.2) separat rekonstruiert und anschließend so gewichtet aufaddiert, dass in den resultierenden Bildern entweder das quadratische Kontrast–zu–Rausch–Verhältnis (CNR^2) maximiert oder das Bildrauschen minimiert wird. Diese Methode wurde zusätzlich auf paarweise disjunkte Energiebins erweitert, die sich durch Subtraktion zweier Datensätze ergeben, die mit unterschiedlichen Energieschwellen aufgenommen wurden, vgl. „Bin–basiertes Auslesen" in 2.5.2. Die beiden gewählten Optimierungsgrößen, Bildrauschen und CNR^2, sind dabei wichtige Indikatoren für die Bildqualität. Während niedriges Rauschen in klinischen Scans zur Aufspürung von Metastasen entscheidend ist, profitiert die Kontrastmittelgestützte Bildgebung wie z.B. die Angiographie besonders von einem hohen CNR^2. Die hier untersuchten kontrastgebenden Materialien finden zum Teil klinische Anwendung.

Einige davon sind jedoch noch nicht etabliert bzw. rein hypothetisch.

Die im Folgenden präsentierte Studie ist ähnlich aufgebaut wie jene im vorherigen Kapitel: Zunächst wird die erreichbare CNR^2-Steigerung, bzw. die Rauschreduktion anhand umfangreicher Simulationen evaluiert und anschließend mit Messungen am realen System verglichen.

5.2 Methode

Der vorliegende Abschnitt gliedert sich in zwei Teile. Während der Teil „Simulationen" die Parameterwahl und den Aufbau der Simulationsstudie enthält, wird in „Messungen" der Versuchsaufbau und die Durchführung der Vergleichsmessungen beschrieben.

5.2.1 Simulationen

Mit der bereits aus Kapitel 3 bekannten Simulationskette wurden Scans von Wasserzylindern mit Durchmessern von 20 cm und 30 cm simuliert. An der Detektorgeometrie wurden gegenüber derjenigen in Kapitel 4 keinerlei Veränderungen vorgenommen. Ebenso wenig an der Bildakquise, die mit derselben Gesamtzahl an Projektionen pro Scan (1664) bei gleicher Gantry–Umlaufzeit (1 s) stattfand (1152 Projektionen pro Umlauf). Dem eingestrahlten Spektrum liegt eine Röhrenspannung von 120 kV und ein Röhrenstrom von 320 mA zugrunde. Die Vorfilterung von 0.9 mm Ti und 3.5 mm Al, 2.0 mm Al davon implizit von der DRASIM–Software aufgeschlagen, blieb ebenfalls unangetastet. Alle Datensätze wurden vor der FBP–Rekonstruktion auf Makropixel–Skala umgerechnet und einer kombinierten Linearitäts– und Strahlaufhärtungskorrektur auf Wasserbasis unterzogen, siehe Kapitel 4. Der für die Bildrekonstruktion verwendete Filterkern ist wiederum der mäßig scharfe B40f, siehe Kapitel 4, Abb. 4.5. Ein adaptives Filter wie in der vorherigen Studie kam nicht zum Einsatz.

Zusätzlich zu den Scans der reinen Wasserzylinder wurden auch Datensätze der Wasserzylinder mit darin zentral positionierter Kontrastmittelprobe generiert. Die Kontrastmittelprobe hatte stets einen Durchmesser von 30 mm und enthielt dabei je eines der untersuchten Materialien in wässrige Lösung. Untersucht wurden Kontrastmittelproben mit folgenden Materialien: Eisen (K–Kante bei 7 keV), Jod (K–Kante bei 33 keV) [Bae10], Gadolinium (K–Kante bei 50 keV) [GB99], Wolfram (K–Kante bei 70 keV) und Gold (K–Kante bei 81 keV) [HSFS06]. Es wurde angenommen, dass sich je 12 g des entsprechenden Materials komplett in 1000 g Wasser lösen lassen, ohne eine Volumenzunahme zu bewirken. Die Massendichte der Kontrastlösungen ergibt sich damit zu $1.0053\,\frac{g}{ml}$ für Wasser bei einer Temperatur von $37\,°C$.

Die Anzahl der im Detektor realisierten Zählerschwellen ist in den Simulationen lediglich durch die Leistung des verwendeten Rechners beschränkt. Aufgrund der limitierten spektralen Auflösung des virtuellen, realistischen Detektors, vgl. 2.5.3, scheint jedoch ein Sampling in 5 keV Schritten auszureichen. Zusätzlich ergibt sich für die Daten von Energiebins eine weitere Einschränkung. Werden die Energiebins nämlich zu schmal, so ist wegen mangelnder Quantenstatistik keine (FBP-) Rekonstruktion der Daten mehr möglich, wenn nicht im Gegenzug die Strahlendosis erhöht oder die Ortsauflösung bzw. das Sampling reduziert wird. Auch aus dieser Sicht ist eine Schrittweite von 5 keV in der verwendeten Konfiguration ein vernünftiges unteres Limit. Unter Berücksichtigung der Lage des Rauschpeaks und der Form des verwendeten Spektrums wurden 20 keV für die niedrigste und 100 keV für die höchste Schwelle gewählt. Es ergeben sich somit insgesamt 17 Datensätze, wobei jeder einzelne Datensatz sensitiv ist gegenüber Pulsen, deren Amplitude die jeweils gewählte Schwelle übertrifft.

Die für jede Kontrastmittellösung simulierten Datensätze wurden auf zwei verschiedene Arten analysiert. In einer ersten Herangehensweise wurde jeder der 17 Datensätze separat prozessiert und rekonstruiert (Schwellbilder). In einem zweiten Ansatz wurde zunächst die Anzahl der registrierten Pulse (Counts) in sämtlichen möglichen Energiebins berechnet und die so gewonnenen Daten anschließend einzeln rekonstruiert (Binbilder). Danach wurden für beide Herangehensweisen die jeweiligen mittleren CT–Zahlen (HU–Wert) der Kontrastmittelproben ($\vec{R}$) bzw. des Wassers ($\vec{W}$) in einer ROI in den rekonstruierten Bildern gemessen, sowie das Bildrauschen und sämtliche Kovarianzen zwischen den einzelnen Schwell– bzw. Binbildern bestimmt. Nach dem „Thin absorber model" [JFSR11] werden das Bildrauschen und damit auch die Kovarianzen von kleinen Kontrastmittelproben nicht beeinflusst. Daher wurden sämtliche (Ko-)varianzen ausschließlich in den Bildern ohne Kontrastmittelprobe gemessen und als Näherung für die Bilder mit Kontrastmittelprobe verwendet. Für die nachfolgend angewandte, rein bildbasierte Optimierungsmethode wurden, je nach Herangehensweise, N der vorhandenen Schwell– bzw. Binbilder[1] ausgewählt und gewichtet aufsummiert, gemäß

$$I_m = \sum_{i=1}^{N} w_i I_i = \vec{w} \cdot \vec{I}. \tag{5.1}$$

---

[1] Die den N ausgewählten Binbildern zugeordneten Energiebins sind jeweils paarweise disjunkt und decken das gesamte Spektrum von 20 keV bis 120 keV ab.

Damit ergeben sich für einen N–Schwellen–Zähler $\binom{17}{N}$ Kombinationsmöglichkeiten für die gemessenen Datensätze. Der Vektor $\vec{I}$ enthält dabei N der Schwell– bzw. Binbilder als Elemente (vgl. Abb. 5.1), der Vektor $\vec{w}$ die jeweiligen Gewichte, mit denen die N Ausgangsbilder zum Graustufen–Mischbild I_m beitragen. Damit die Hounsfieldskala erhalten bleibt, müssen die Mischgewichte zusätzlich die folgende Normierungsbedingung erfüllen

$$\sum_{i=1}^{N} w_i = 1, \tag{5.2}$$

so dass nur $N - 1$ der Gewichte voneinander unabhängig sind.

Um den Rechenaufwand möglichst gering zu halten, wurden die Mischbilder nicht direkt erstellt, sondern das entsprechende Qualitätsmaß (CNR^2, Bildrauschen) mittels Fehlerfortpflanzung für jede Kombinationsmöglichkeit aus den eingangs gemessenen Kontrasten und (Ko-)Varianzen errechnet:

$$C_m = \vec{w} \cdot (\vec{R} - \vec{W}), \tag{5.3}$$

$$e_{C_m} = \sqrt{\frac{\vec{w} \cdot K_R \cdot \vec{w}^T}{n_R - 1} + \frac{\vec{w} \cdot K_W \cdot \vec{w}^T}{n_W - 1}}, \tag{5.4}$$

$$\sigma_m = \sqrt{\vec{w} \cdot K \cdot \vec{w}^T}, \tag{5.5}$$

$$e_{\sigma_m} = \sqrt{\frac{\vec{w} \cdot K \cdot \vec{w}^T}{2(n - 1)}} = \frac{\sigma_m}{\sqrt{2(n - 1)}}, \tag{5.6}$$

$$CNR^2_m = \left(\frac{C_m}{\sigma_m}\right)^2, \tag{5.7}$$

$$e_{CNR^2_m} = 2\, CNR^2_m \sqrt{\left(\frac{e_{C_m}}{C_m}\right)^2 + \left(\frac{e_{\sigma_m}}{\sigma_m}\right)^2}. \tag{5.8}$$

Die Vektoren $\vec{R}$ und $\vec{W}$ enthalten die N mittleren CT–Werte des jeweiligen Kontrastmaterials bzw. des Wassers. Gemittelt wurde dabei über die CT–Werte, der in den jeweiligen ROIs enthaltenen Bildpixel, siehe Abb. 5.1. C_m und e_{C_m} bezeichnen den mittleren Kontrast zwischen Wasser und Materialprobe, bzw. dessen Messunsicherheit, und σ_m und e_{σ_m} das Bildrauschen sowie dessen Messungenauigkeit im Mischbild. Die Kovarianzmatrizen K, K_W, und K_R wurden ebenfalls anhand der in den ROIs enthaltenen Bildpixel errechnet, die in Abb. 5.1 eingezeichnet sind. Die in der jeweiligen ROI eingeschlossene Anzahl an Bildpixel wird mit n, n_W bzw. n_R bezeichnet. Die Kovarianzmatrizen K_W und K_R werden für die Berechnung der Messunsicherheiten der Kontraste benötigt. Das Rauschen im Mischbild hingegen wird von K bestimmt, der gemäß dem „thin absorber model" im Kontrastmittelprobenfreien Wasserzylinder gemessenen Kovarianzmatrix, vgl. Abb. 5.1, rechtes Bild.

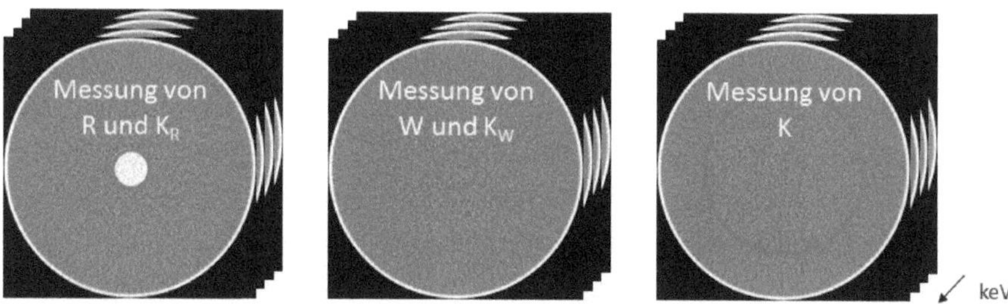

Abbildung 5.1: Von Datensätzen mit verschiedenen Schwellenpositionen rekonstruierte Bilder $\vec{I}$. Die rot eingekreisten Bildpixel tragen zur Berechnung des Materialprobe–Wasser–Kontrastes und der Kovarianzmatrizen K_R, K_W, K sowie deren jeweiliger Unsicherheiten bei. K_R und K_W berechnen sich anhand der Bildpixel innerhalb der kleineren ROIs die jeweils ca. 1 k Pixel umfassen (linkes und mittleres Bild). Die Rauschkovarianzmatrix K wurde anhand der ~ 50 k Pixel in der größeren ROI im rechten Bild bestimmt.

Die günstigsten Mischgewichte für eine gewählte Schwellen– bzw. Energiebin–Kombination ergeben sich durch eine Maximierung des CNR^2 bzw. Minimierung des Bildrauschens σ_m im Mischbild. Zur Maximierung bzw. Minimierung wurde ein auf der Methode von Nelder und Mead [NM65] basierender Algorithmus verwendet. Vergleicht man für alle möglichen Kombinationen, die mit einer gewissen Schwellenanzahl möglich sind, die jeweils ermittelten maximalen CNR^2-Werte (bzw. das minimale Bildrauschen), so lässt sich die beste Schwellkonfiguration für das jeweilige Kontrastmaterial für einen N–Schwellen–Zähler bestimmen[2].

5.2.2 Messungen

Zur Validierung der Simulationsergebnisse wurden die Rauschkovarianzen sowie die Kontraste für verfügbare Materialien auch in Bilden gemessen, die mit Hilfe des PCDs des Prototypen aufgenommen wurden. Der maximale Röhrenstrom war zum Zeitpunkt der Datennahme noch auf 150 mA limitiert, weshalb stattdessen ein Röhrenstrom von 80 mA gewählt und die Anzahl der Gantry–Umdrehungen pro Scan auf vier erhöht wurde. Da pro Sekunde eine Umdrehung erfolgte, ergaben sich somit ebenfalls 320 mAs für jede

---

[2] Dies gilt nur für das jeweils gewählte Setting, denn die Wahl der optimalen Schwellen ist abhängig vom verwendeten Spektrum, dem Phantomdurchmesser und dem verwendeten Kontrastmittel.

Aufnahme, d.h. die Zahl der pro Scan im Mittel eingestrahlten Anzahl an Photonen ist identisch zu derjenigen in den Simulationen. Da sich bei dieser Vorgehensweise jedoch gegenüber den Simulationen der Photonenstrom pro Sekunde und damit die Auswirkung des pulse–pileup–Effekts verringerte, wurden bei gleichen Röhreneinstellungen nochmals die entsprechenden Simulationen durchgeführt.

Unterschiede zwischen realem und virtuellem System bestehen lediglich in der Detektorpixelgröße: $0.9 \times 0.9\,\text{mm}^2$ im Prototyp, $1.0 \times 1.0\,\text{mm}^2$ in den Simulationen, jeweils auf Makropixel–Skala. Die Vorfilterung des Röhrenspektrums ist zwar ähnlich, dennoch ist das reale Röhrenspektrum nicht bekannt und entsprechend sind auch hier kleine Abweichungen wahrscheinlich. Das Gesichtsfeld des Prototyp–PCDs betrug zum Zeitpunkt der Datennahme $22\,\text{cm}$ und gestattete somit Messungen von Wasserzylindern mit einem Durchmesser von bis zu $20\,\text{cm}$. Aus Gründen der Verfügbarkeit konnten nur klinisch etablierte Kontrastmittel experimentell untersucht werden. Bei den in den Messungen benutzten Kontrastmitteln handelt es sich um wässrige Lösungen von Iohexol (Jod–basiert) und Gadobutrol (Gadolinium–basiert). Ihre Konzentrationen sind nicht bekannt.

5.3 Ergebnisse

5.3.1 Simulationen

Im Vergleich zum Detektor mit nur einem Zähler ergibt sich bei bis zu sechs vorhandenen Zählerschwellen durch die verwendete Optimierungsmethode eine signifikante Verbesserung des CNR^2 für alle untersuchten Kontrastmaterialien in den Mischbildern. Für einen Detektor mit nur einer Schwelle kristallisierten sich von den untersuchten Schwellen jene bei einer Energie von $20\,\text{keV}$ bis $25\,\text{keV}$ als optimal heraus. Die etwas niedrigere Schwellenenergie von $20\,\text{keV}$ scheint tendenziell für die beiden Materialien Jod und Eisen günstiger, da diese ihre K–Kante im niederenergetischen Bereich haben und im Wesentlichen dort der Bildkontrast generiert wird. Die anderen Kontrastmaterialien, deren K–Kante bei höheren Energien liegt, profitieren zum Teil eher von einer Schwellenergie von $25\,\text{keV}$, vgl. Anhang, ab Seite 127.

Die Abbildungen 5.2 bis 5.5 geben einen Überblick über die erwartbare Steigerung des CNR^2 für alle untersuchten Materialien. Die Ergebnisse in Abb. 5.2 und Abb. 5.4 basieren auf einer Optimierung der Schwellbilder, während sich die in Abb. 5.3 und Abb. 5.5 gezeigten Resultaten bei Optimierung der Binbilder ergeben. In allen Abbildungen ist das

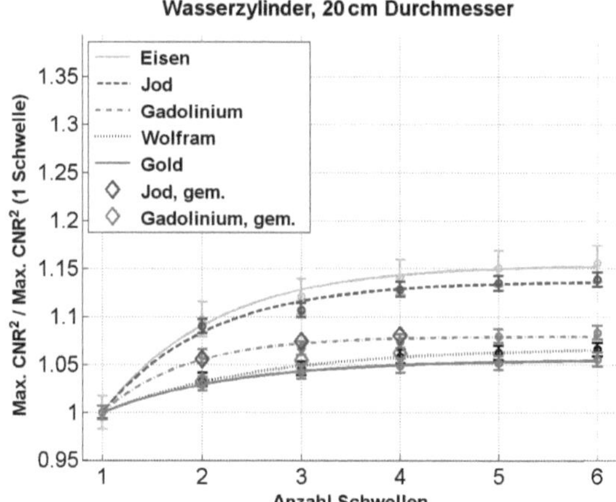

Abbildung 5.2: Zugewinn an CNR^2 durch Anwendung der vorgeschlagenen Optimierungsmethode auf Schwellbilder eines zählenden Detektors mit bis zu sechs Schwellen und ein Phantom mit 20 cm Durchmesser. Das CNR^2 ist für alle untersuchten Kontrastmittel auf das maximale CNR^2 normiert, das mit einem Ein–Schwellen–Zähler erreicht wurde. Die blauen und grünen Rauten sind Datenpunkte von Messungen am Prototyp–Scanner mit Jod– (Iohexol) bzw. Gadolinium–basiertem (Gadobutrol) Kontrastmittel.

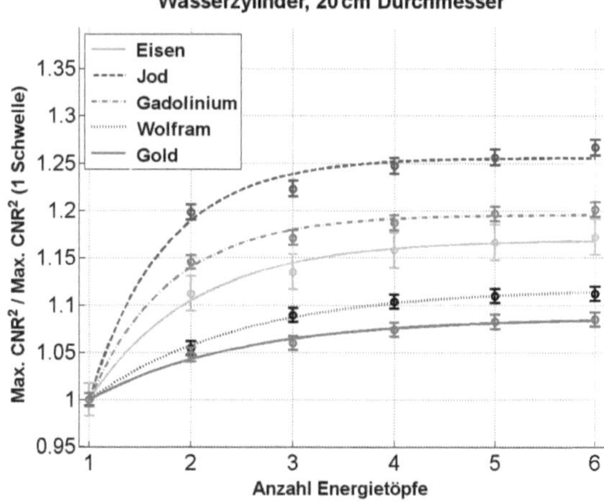

Abbildung 5.3: Zugewinn an CNR^2 durch Anwendung der vorgeschlagenen Optimierungsmethode auf Binbilder eines zählenden Detektors mit bis zu sechs Schwellen und ein Phantom mit 20 cm Durchmesser. Das CNR^2 ist für alle untersuchten Kontrastmittel auf das maximale CNR^2 normiert, das mit einem Ein–Schwellen–Zähler erreicht wurde.

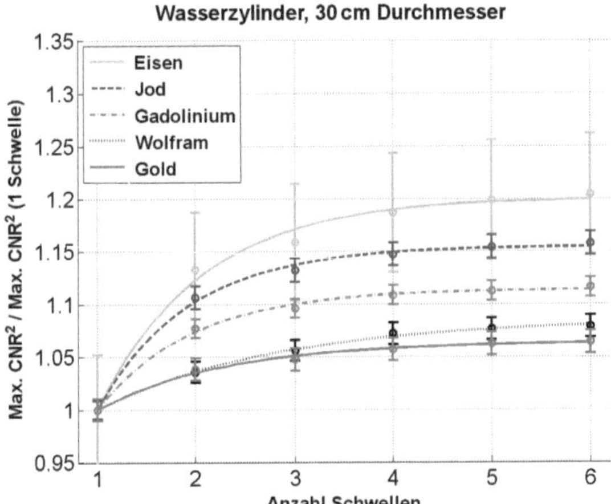

Abbildung 5.4: Zugewinn an CNR^2 durch Anwendung der vorgeschlagenen Optimierungsmethode auf Schwellbilder für einen zählenden Detektor mit bis zu sechs Schwellen und ein Phantom mit 20 cm Durchmesser. Das CNR^2 ist für alle untersuchten Kontrastmittel auf das maximale CNR^2 normiert, das mit einem Zählers mit nur einer Schwelle erreicht wurden.

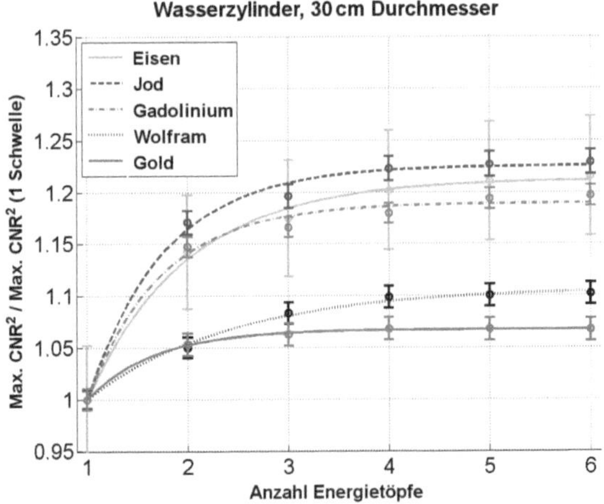

Abbildung 5.5: Zugewinn an CNR^2 durch Anwendung der vorgeschlagenen Optimierungsmethode auf Binbilder für einen zählenden Detektor mit bis zu sechs Schwellen und ein Phantom mit 20 cm Durchmesser. Das CNR^2 ist für alle untersuchten Kontrastmittel auf das maximale CNR^2 normiert, das mit einem Zählers mit nur einer Schwelle erreicht wurden.

CNR^2 auf das maximale, mit einer einzelnen Zählerschwelle erreichte CNR^2 normiert[3]. Die eingezeichneten Graphen resultieren aus einem Kurvenfit an die Datenpunkte. Im Anhang, ab Seite 127, sind in den Tabellen 1 bis 5 die optimalen Schwellenpositionen für das verwendete 120–kVp–Spektrum für alle untersuchten Materialien und einen Detektor mit bis zu sechs Zählerschwellen aufgelistet.

Der größte Zuwachs an CNR^2 konnte für die Optimierung auf Basis der Binbilder für Jod als Kontrastmittel verzeichnet werden. Die Steigerung hierfür beträgt im Fall von sechs (vier) im Sensor realisierten Zählerschwellen $27 \pm 1.2\%$ ($25 \pm 1.2\%$) für den Wasserzylinder mit $20\,\mathrm{cm}$ Durchmesser und $23 \pm 1.7\%$ ($22 \pm 1.7\%$) für jenen mit $30\,\mathrm{cm}$ Durchmesser. Bei einer Optimierung auf Basis der Schwellenbilder schnitten innerhalb der Fehlergrenzen Eisen und Jod gleich gut ab. Für Eisen ergab sich eine Verbesserung von $16 \pm 2.7\%$ ($14 \pm 2.7\%$) für den $20\,\mathrm{cm}$ Wasserzylinder, bzw. $20 \pm 8\%$ ($19 \pm 8\%$) für den Zylinder mit $30\,\mathrm{cm}$ Durchmesser. Jod erzielte entsprechend $14 \pm 1.1\%$ ($13 \pm 1.1\%$) bzw. $16 \pm 1.6\%$ ($15 \pm 1.6\%$). Der geringste Zuwachs mit weniger als 10% in allen Fällen wurde für die Gold–Kontrastlösung ermittelt.

Es wurde beobachtet, dass mit zunehmender Anzahl an Zählerschwellen im Detektor der Satz der besten Schwellen bezüglich der Optimierungsmethode sehr sensitiv auf die Vorverarbeitung der Daten wird. Besonders empfindlich ist die Auswahl der Schwellen dabei auf die Linearitäts– und Beam–hardening Korrektur, welche starken Einfluss auf die Homogenität der Bilder hat. Dies spricht auch aus der Sicht des klinischen Nutzens für eine eher geringere Anzahl an Zählerschwellen, da in der Praxis robuste, vordefinierte Gewichte unerlässlich sind. Dennoch hängt die Wahl der Schwellen vom verwendeten Spektrum, dem Patientendurchmesser und dem injizierten Kontrastmaterial ab. Es würde sich daher anbieten, anhand dieser drei Parameter szenarioabhängig den Satz der verwendeten Schwellen festzulegen.

Wählt man ein möglichst geringes Bildrauschen als Optimierungsgröße und verfährt ansonsten analog zur CNR^2-Optimierung, so zeigt sich, dass sowohl für die simulierten Schwellenbilder als auch die Binbilder nur eine z.T. nicht signifikante Rauschreduktion von etwa 1% möglich ist, siehe Abb. 5.6 bis 5.9. Bei der Optimierung auf Binbildern beobachtet man sogar ein erneutes Anwachsen des Bildrauschens für das 30–cm–Phantom bei Verwendung von mehr als drei Schwellen. Da das Rauschen in den simulierten Bildern in der „thin–absorber"–Näherung für alle Materialien in denselben Wasserbildern gemessen wurde, ist der Kurvenverlauf für alle untersuchten Materialien identisch.

---

[3] Man beachte, dass die Datensätze für Energiebins und Schwellen für Zähler mit nur einer Schwelle identisch sind.

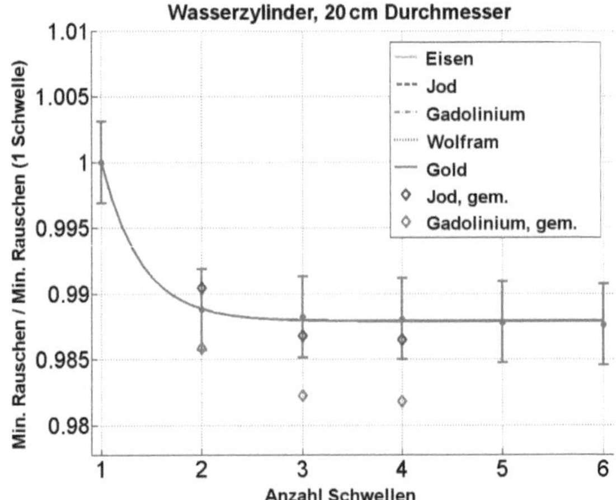

Abbildung 5.6: Erreichbare Rauschreduktion in Abhängigkeit der Anzahl an Detektor-schwellen für Schwellbilder eines 20–cm–Phantoms. Das Rauschen ist für alle untersuchten Kontrastmittel auf das minimale Rauschen normiert, das mit einem Ein–Schwellen–Zähler erreicht wurden. Die blauen und grünen Rauten sind Datenpunkte beruhend auf den Messungen am Prototyp–Scanner mit Jod– (Iohexol) bzw. Gadolinium–basiertem (Gadobutrol) Kontrastmittel.

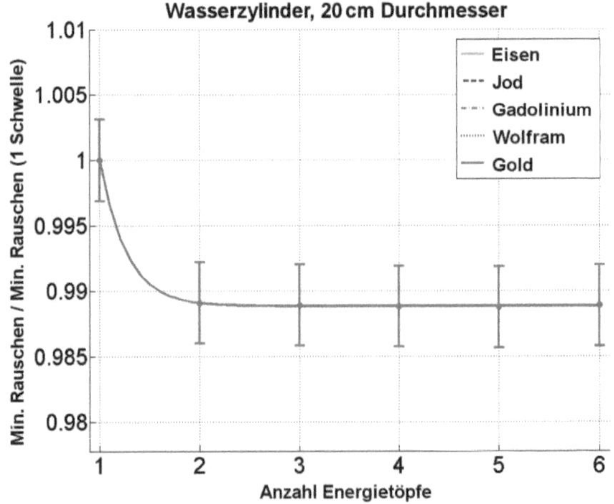

Abbildung 5.7: Erreichbare Rauschreduktion in Abhängigkeit der Anzahl an Detektor-schwellen für Binbilder eines 20–cm–Phantoms. Das Rauschen ist für alle untersuchten Kontrastmittel auf das minimale Rauschen normiert, das mit einem Ein–Schwellen–Zähler erreicht wurden.

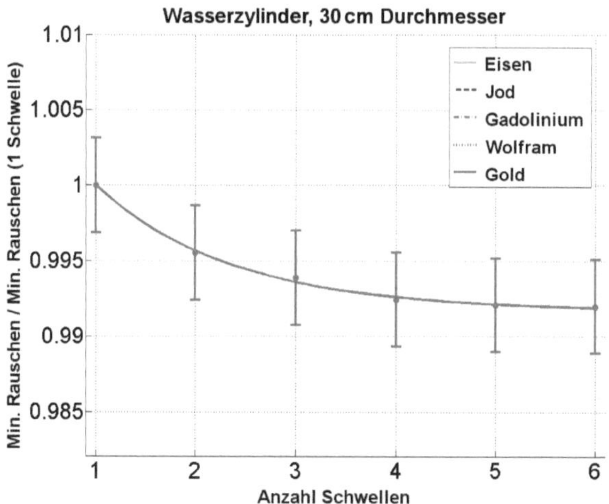

Abbildung 5.8: Erreichbare Rauschreduktion in Abhängigkeit der Anzahl an Detektorschwellen für Schwellbilder eines 30–cm–Phantoms. Das Rauschen ist für alle untersuchten Kontrastmittel auf das minimale Rauschen normiert, das mit einem Ein–Schwellen–Zähler erreicht wurden.

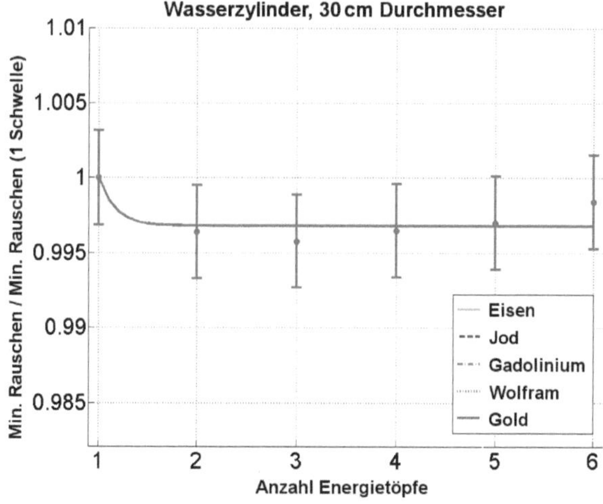

Abbildung 5.9: Erreichbare Rauschreduktion in Abhängigkeit der Anzahl an Detektorschwellen für Binbilder eines 30–cm–Phantoms. Das Rauschen ist für alle untersuchten Kontrastmittel auf das minimale Rauschen normiert, das mit einem Ein–Schwellen–Zähler erreicht wurden.

5.3.2 Messungen

Um die Aussagekraft der Simulationen zu überprüfen, wurden die ermittelten Kontraste
wie auch die Rausch–Kovarianzmatrix mit Messungen am Prototypen verglichen. Die
Ergebnisse der Kontrastmessungen für die verfügbaren Kontrastmittel und der dazu-
gehörigen Simulationen sind in Abb. 5.10 und Abb. 5.11 dargestellt. Die Daten sind
jeweils auf den Kontrastwert, der für die 50–keV–Schwelle gemessen wurde, normiert.
In Abb. 5.12 werden die gemessenen Diagonalelemente der Rausch–Kovarianzmatrix
K, d.h. das quadrierte Bildrauschen der einzelnen Schwellbilder mit den respektiven
Ergebnissen der Simulationen verglichen. Es wurde in beiden Fällen wiederum auf die
Varianz der 50–keV–Schwellenbilder normiert. Die Fehlerbalken berücksichtigen nur die
Unsicherheit aufgrund der Stichprobengröße in einem $99\,\%$ Konfidenzintervall. Zum
Stichprobenumfang trugen alle Pixel innerhalb der markierten ROI in Abb. 5.1, rechtes
Bild, bei.

In Abbildung 5.6 ist der Zugewinn an CNR^2 für die Anwendung der Optimierungsmethode auf die Schwellenbilder der realen Datensätze mit blauen (Iohexol) bzw. grünen
(Gadobutrol) Rauten gekennzeichnet. Zur Berechnung der realen Datenpunkte wurden
die optimalen Schwellenpositionen aus der Simulationsstudie verwendet[4], siehe Anhang,
ab Seite 127, die Mischgewichte wurden jedoch unabhängig von den Simulationen optimiert. Aus praktischen Gründen wurden die Prototypdaten für beide Kontrastmaterialien
auf das CNR^2 im zur 25–keV–Schwelle gehörigen Bild normiert.

Analog sind die entsprechenden Ergebnisse für die Minimierung des Bildrauschens auf
Basis der Schwellenbilder des Prototyps in Abbildung 5.6 verzeichnet (blaue und grüne
Rauten). Zu beachten ist, dass für die Messpunkte der beiden am Prototyp untersuchten
Kontrastmittel jeweils ein separater Scan des Wasserzylinders ohne Kontrastmittel auf-
genommen und darin das entsprechende Bildrauschen ermittelt wurde. Die beobachtete
Abweichung der beiden Messungen voneinander stellt somit ein grobes Maß für die in
den Messunsicherheiten der Simulationen nicht berücksichtigten Einflüsse der Vorverar-
beitungsschritte (Linearitäts– und Beam–hardening–Korrektur) sowie der ausmaskierten
Subpixel dar. Normiert wurde hier jeweils auf das für die 20–keV–Schwelle ermittelte
Bildrauschen.

Da der Zugriff auf Rohdaten des Prototyp–Detektors und ein Export der Bindaten zu
diesem Zeitpunkt nicht möglich waren, konnte der Zugewinn für die Binbilder–basierte
Methode nicht überprüft werden.

---

[4] Im Fall von Jod wurde die 60–keV–Schwelle benutzt, da bei 55 keV keine Daten gemessen wurden.

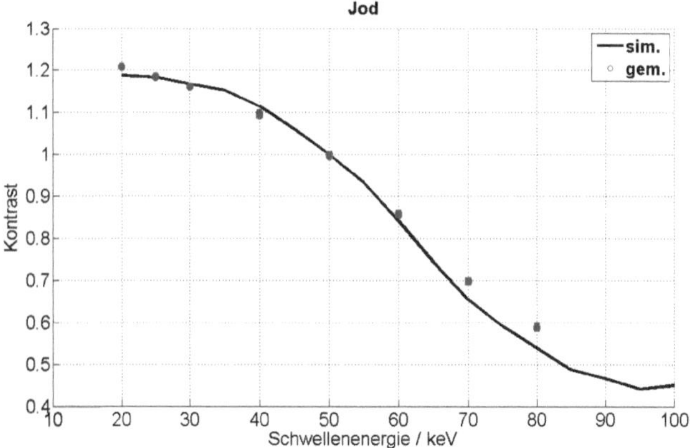

Abbildung 5.10: Vergleichsmessungen des Jod–Wasser–Kontrasts für ein zylindrisches Phantom mit 20 cm Durchmesser und zentriert positionierter Kontrastmittelprobe mit 30 mm Durchmesser. Die schwarzen Datenpunkte stammen aus Simulationen, die blauen von Kontrastmessungen am Prototypscanner. Die Fehlerbalken umfassen ein Konfidenzintervall von 99 %. Nicht berücksichtigt sind Abweichungen aufgrund unterschiedlicher Kontrastmittelzusammensetzung, Detektorpixelgröße und ausmaskierter Detektor–Subpixel.

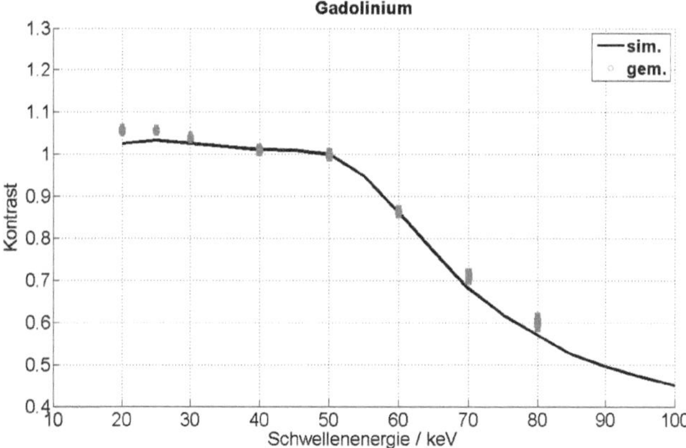

Abbildung 5.11: Vergleichsmessungen des Gadolinium–Wasser–Kontrasts für ein zylindrisches Phantom mit 20 cm Durchmesser und zentriert positionierter Kontrastmittelprobe mit 30 mm Durchmesser. Die schwarzen Datenpunkte stammen aus Simulationen, die grünen von Kontrastmessungen am Prototypscanner. Die Fehlerbalken umfassen ein Konfidenzintervall von 99 %. Nicht berücksichtigt sind Abweichungen aufgrund unterschiedlicher Kontrastmittelzusammensetzung, Detektorpixelgröße und ausmaskierter Detektor–Subpixel.

Kovarianzmatrix (*Messungen*, 120 kVp, 80 mA)							
SE / keV	20	25	30	40	50	60	70	80
20	**0.63**			0.54	0.53	0.52	0.52	0.52
25		**0.61**		0.59	0.58	0.58	0.60	0.58
30			**0.65**	0.63	0.65	0.66	0.65	0.70
40	0.54	0.59	0.63	**0.78**	0.78	0.81	0.82	0.86
50	0.53	0.58	0.65	0.78	**1.00**	1.00	1.04	1.06
60	0.52	0.58	0.66	0.81	1.00	**1.42**		
70	0.52	0.60	0.65	0.82	1.04		**2.35**	
80	0.52	0.58	0.70	0.86	1.06			**4.41**

Kovarianzmatrix (*Simulationen*, 120 kVp, 80 mA)							
SE / keV	20	25	30	40	50	60	70	80
20	**0.72**	0.70	0.68	0.68	0.68	0.69	0.71	0.69
25	0.70	**0.73**	0.71	0.72	0.72	0.74	0.76	0.75
30	0.68	0.71	**0.74**	0.74	0.75	0.77	0.79	0.79
40	0.68	0.72	0.74	**0.83**	0.84	0.86	0.89	0.89
50	0.68	0.72	0.75	0.84	**1.00**	1.03	1.06	1.07
60	0.69	0.74	0.77	0.86	1.03	**1.44**	1.47	1.48
70	0.71	0.76	0.79	0.89	1.06	1.47	**2.45**	2.46
80	0.69	0.75	0.79	0.89	1.07	1.48	2.46	**4.15**

Tabelle 5.1: Kovarianzmatrix, ermittelt anhand von Messungen am Prototyp (oben) und Simulationen (unten), jeweils normiert auf das Diagonalelement bei einer Schwellenenergie (SE) von 50 keV. Tendenziell, zeigen die Elemente beider Matrizen ein ähnliches Verhalten bei einer Änderung der Schwellenenergie. Größere Abweichungen von einigen Prozent ergeben sich jedoch besonders für Nicht–Diagonalelemente bei kleiner Schwellenenergie. Ursachen sind sehr wahrscheinlich der Unterschied in der Detektorpixelgröße sowie ausmaskierte Detektor–Subpixel im Prototyp–Scanner.

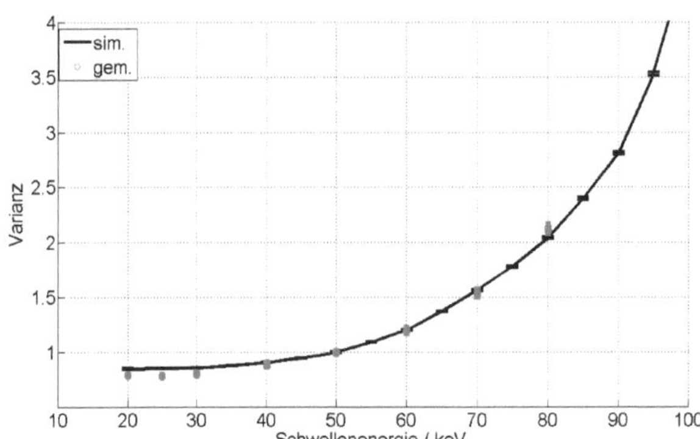

Abbildung 5.12: Diagonalelemente der Bildkovarianzmatrix (Tab. 5.1), d.h. Bildvarianz in Bildern von Daten mit unterschiedlichen Schwellenenergien. Die Varianz wurde im Bild eines Wasserzylinders mit 20 cm Durchmesser ermittelt und ist auf den Wert normiert, der im zugehörigen Bild mit einer 50–keV–Schwelle gemessen wurde. Schwarze Datenpunkte stammen aus Simulationen, magentafarbene von Messungen mit dem Prototyp–Scanner. Die Fehlerbalken umfassen ein Konfidenzintervall von 99 %.

5.4 Diskussion

5.4.1 Simulationen

Die Optimierungsmethode auf Basis der Schwellenbilder liefert einen signifikanten Zugewinn an CNR^2, wenngleich er ein wenig geringer ausfällt als bei einer Optimierung der Binbilder. Die Tatsache, dass die beiden Herangehensweisen unterschiedliche Ergebnisse liefern, liegt an der Art wie die einzelnen Schwellen- bzw. Binbilder rekonstruiert werden. Man betrachte o.B.d.A. einen Zähler mit zwei Schwellen. N_1 und N_2 seien die dem jeweiligen Energiebin zugeordneten Sinogramme, die die jeweils gemessenen Photonenzahlen enthalten. Dann ergibt sich für die jeweiligen Sinogramme auf negativer logarithmischer Skala (Schwächungsskala) l_1 und l_2

$$l_{1,B} = -\ln\left(\frac{N_1}{A_1}\right) \qquad l_{2,B} = -\ln\left(\frac{N_2}{A_2}\right) \qquad \text{Bindaten} \qquad (5.9)$$

$$l_{1,S} = -\ln\left(\frac{N_1 + N_2}{A_1 + A_2}\right) \qquad l_{2,S} = -\ln\left(\frac{N_2}{A_2}\right) \qquad \text{Schwellendaten.} \qquad (5.10)$$

A_1 und A_2 sind die Luftwerte (ungeschwächte Counts) der jeweiligen Energiebins. Da die Rekonstruktion ein linearer Operator ist, gilt für die Bin– bzw. Schwellbilder

$$I_{1,B|S} \propto l_{1,B|S} \qquad I_{2,B|S} \propto l_{2,B|S} \qquad (5.11)$$

Setzt man beide Optimierungsmethoden gleich, erhält man

$$w_{1,B}\, I_{1,B} + (1 - w_{1,B})\, I_{2,B} \overset{!}{=} w_{1,S}\, I_{1,S} + (1 - w_{1,S})\, I_{2,S} \qquad (5.12)$$

$$w_{1,B}\, \ln\left(\frac{N_1}{A_1}\right) + (1 - w_{1,B})\, \ln\left(\frac{N_2}{A_2}\right) \overset{!}{=}$$
$$w_{1,S}\, \ln\left(\frac{N_1 + N_2}{A_1 + A_2}\right) + (1 - w_{1,S})\, \ln\left(\frac{N_2}{A_2}\right) \qquad (5.13)$$

$$w_{1,B}\, \ln\left(\frac{N_1 A_2}{N_2 A_1}\right) \overset{!}{=} w_{1,S}\, \ln\left(\frac{(N_1 + N_2) A_2}{(A_1 + A_2) N_2}\right). \qquad (5.14)$$

Da das Gewicht global gewählt wird und damit nicht von N abhängen darf, kann die obige Bedingung nicht erfüllt werden. Damit sind die beiden Optimierungsmethoden nicht äquivalent. Da in den Schwellenbildern alle Photonen von der jeweiligen Schwellenenergie bis zur Endpunktenergie des Spektrums beitragen, sind sie weniger verrauscht als die Binbilder. Im Gegenzug ist aber auch der Bildkontrast geringer, da hochenergetische Photonen zu allen Schwellenbildern beitragen, aber gerade für

Materialien mit niedriger K–Kante keinen nennenswerten Beitrag zum Kontrast liefern. Vergleicht man die erreichbare Rauschreduktion mit der möglichen Steigerung des CNR^2, so liegt der Schluss nahe, dass der Zugewinn an CNR^2 bei der Graubildoptimierung hauptsächlich auf einem gesteigerten Kontrast und nicht auf reduziertem Bildrauschen beruht. Dies erklärt, warum generell die Methode auf Basis der Binbilder besser abschneidet. Insgesamt betrachtet saturiert der Zugewinn an CNR^2 bzw. die Verringerung des Bildrauschens mit zunehmender Schwellenzahl und deutet an, dass in Abhängigkeit der gewählten (Pixel-)Geometrie für reale Detektoren eine Zählerschwellenzahl von vier bis sechs bereits ausreicht, um die zugängliche spektrale Information weitestgehend auszunutzen.

5.4.2 Messungen

Die Energieabhängigkeit des gemessenen Kontrastes stimmt sowohl für Iohexol (Abb. 5.10) als auch Gadobutrol (Abb. 5.11) recht gut mit dem von den Simulationen vorhergesagten Verhalten überein. Dennoch gibt es kleinere Abweichungen, die sehr wahrscheinlich auf den Unterschieden in der Zusammensetzung realer Kontrastmittel im Vergleich zu der in den Simulationen verwendeten beruhen. Abgesehen von den eigentlichen kontrastgebenden Atomen, Jod, bzw. Gadolinium, bestehen die Moleküle der realen Kontrastmittel aus zahlreichen weiteren, leichteren Atomen, wie Wasserstoff, Kohlenstoff, Stickstoff und Sauerstoff. Dadurch ergibt sich gegenüber reinem Jod bzw. Gadolinium ein leicht abweichender Massenschwächungskoeffizient und somit eine entsprechend differierende Energieabhängigkeit des Kontrastes.

Die Übereinstimmung zwischen Messungen und Simulationen der Rauschvarianz ist ebenfalls sehr gut für Schwellen deren Energie höher als $40\,\mathrm{keV}$ liegt. In Bildern mit niedrigerer Schwelle überschätzen die Simulationen allerdings das Bildrauschen. Dies lässt sich anhand der etwas kleineren Pixel im Sensor des Prototypen erklären. Durch eine gesteigerte K–Fluoreszenz–Rate werden im Sensor des Prototypen bei gleichem Röhrenspektrum mehr niederenergetische Pulse gemessen als in den Simulationen. Dies führt zu einer Abnahme des Bildrauschens für reale, rekonstruierte Daten bei niedriger Schwellenenergie. Als Konsequenz würde man aber auch eine erhöhte Kovarianz zwischen Bildern erwarten, die von Daten mit unterschiedlicher Schwellenposition rekonstruiert wurden. Ein möglicher Grund für die stattdessen ebenfalls geringeren Kovarianzen (siehe Tab. 5.1) sind ausmaskierte, nicht verwendbare Zähler in einigen Detektorsubpixeln im realen Sensor. Ihre Zahl nimmt mit sinkender Schwellenenergie zu und könnte somit zum

Teil das beobachtete Verhalten erklären. Weiterhin hat auch der Pulsformer Einfluss auf die gemessenen Pulse und damit auf das Bildrauschen. In den Simulationen wurde ein abgeschnittener Gaußscher Pulsformer mit einer Breite von $16\,\mathrm{ns}$ FWHM verwendet. Dies war auch der vorgegebene Designwert für den Zähler im Prototypen. Dennoch sind gewisse Abweichungen in seiner Form denkbar, genauso wie für das applizierte Spektrum, dessen exakte Form nicht bekannt ist. Zudem könnten sich auch Abweichungen aufgrund einer möglichen suboptimalen Kalibrierung der Zählerschwellen des realen Detektors auf die Messdaten auswirken.

Die Konsequenz der geringeren Kovarianz der Messdaten ist ein reduzierter Nutzen bei Anwendung der CNR^2-Optimierung auf Daten realer Detektoren gegenüber Simulationsdaten, siehe Abb. 5.2. Die Minimierung des Bildrauschens realer Daten liefert ähnliche Ergebnisse wie die Simulationen und bekräftigt somit die These, dass der Zugewinn an Bildqualität bei der Optimierung des CNR^2 hauptsächlich auf eine Steigerung des Kontrastes zurückzuführen ist.

Abgesehen von den beobachteten Abweichungen zwischen den gemessenen und simulierten Kovarianzen lässt sich mit den durchgeführten Messungen dennoch die Aussagekraft der Simulationen bestätigen, denn der Ursprung der Abweichungen ist bekannt und verstanden (Pixelgröße, maskierte Subpixel, etc.). Diese führen in realen Detektoren zusammen mit der abweichenden Kontrastmittelzusammensetzung zu einer etwas geringeren, aber dennoch signifikanten Steigerung des CNR^2 für die untersuchte Optimierungsmethode.

5.5 Zusammenfassung

Die vorgestellte Simulationsstudie untersucht die zusätzlich in PCD–Daten enthaltene spektrale Information anhand einer Optimierung verschiedener Bildqualitätsmerkmale (Bildrauschen, CNR^2) in Graustufen–Mischbildern. Für den vorgestellten Ansatz wurde eine signifikante Steigerung des CNR^2 bei gleichzeitig nahezu unverändertem Bildrauschen festgestellt. Demnach kommt der Zugewinn an CNR^2 zum größten Teil durch einen gesteigerten Bildkontrast zustande und fällt von allen untersuchten Kontrastmitteln für Jod am größten aus. Der Zugewinn konnte auch experimentell durch entsprechende Messungen am Prototyp–Scanner belegt werden, ist hier jedoch etwas geringer. Die Gründe für die Abweichungen im Zugewinn sind verstanden und wurden in der Auswertung dargelegt.

Verglichen mit bisherigen Arbeiten zu diesem Thema [NKG+04, Sch09, HWCW12] ist die vorgestellte Herangehensweise heuristisch, berücksichtigt aber den Einfluss geringer Quantenstatistik in schmalen Energiebins auf die rekonstruierten Bilder. Weiterhin wurden alle wesentlichen physikalischen Effekte berücksichtigt, die Einfluss auf das gemessene Signal und das spektrale Auflösungsvermögen eines realen quantenzählenden Detektors haben. Die von den Simulationen vorhergesagte Verbesserung der Bildqualität (CNR^2) deckt sich mit der Prognose von $0 - 30\%$ von [Sch09] basierend auf einer theoretische Betrachtung der Optimierung der Binbilder.

Polychromatische iterative statistische Rekonstruktion materialseparierter Bilder

6.1 Konzept

Die Entwicklung von Dual–Source Dual–Energy (DE) CT–Scannern ebnete den Weg für neue klinische Anwendungen. Diese nutzen die Energieabhängigkeit der Strahlungsschwächung in Materie, welche zuvor eher als Hindernis gesehen wurde. DE–Scanner ermöglichen die gleichzeitige Bestrahlung eines Patienten mit zwei unterschiedlichen Spektren und gewähren damit indirekt Einblicke in die Materialzusammensetzung des Körperinneren. Abgesehen von Scannern mit je zwei Röntgenquellen und Detektoren [FMB+06] gibt es auch Systeme die mittels einer schnellen Modulation der Röhrenspannung zwei Datensätze bei unterschiedlichem appliziertem Röhrenspektrum erzeugen [KPVK86]. Geräte mit einem Zweischichtdetektor [KJH79, CNA05] hingegen generieren spektral aufgelöste Daten unter Ausnutzung der energieabhängigen mittleren Konversionstiefe hoch– und niederenergetischer Röntgenquanten. All diesen Ansätzen ist jedoch gemein, dass sie sich nur schwer erweitern lassen, um mehr als zwei spektral unterschiedliche Datensätze in einem Scan zu messen.

Die raschen Fortschritte photonenzählender Detektoren (PCDs) in den letzten Jahren versprechen Abhilfe bezüglich dieser Limitierung und eröffnen neue Möglichkeiten der spektralen Bildgebung. Aktuell verfügbare Detektoren bieten bereits zwei bis vier [BCH+06] [KHK+13] Zählerschwellen und gestatten somit eine simultane Akquisition von entsprechend vielen Sinogrammen in einem einzigen Scan. Dabei ist jedes der aufgenommenen Sinogramme sensitiv auf unterschiedliche Bereiche des eingestrahlten Spektrums.

In Dual–Energy–Anwendungen wird die spektrale Information genutzt, um unterschiedliche (Körper-)Materialien zu klassifizieren [GJCM09]. Durch eine Zerlegung der rekonstruierten Bilder in ein virtuelles Nativbild und ein Kontrastmittelbild ist es möglich, Akkumulationen von Kontrastmittel hervorzuheben, welche ein Hinweis auf pathologisches Gewebe sind. Zudem kann damit z.B. die Frühdiagnose von Gicht unterstützt werden, da Urate besser von Kalkablagerungen unterschieden werden können. [JFSR11, DPGK11]. Weitere Anwendungen nutzen die Materialseparation, um die Knochenstruktur im Patientenbild zu entfernen und so darunterliegendes Gewebe sichtbar zu machen [TKK+10]. Für gewöhnlich wird die Materialzerlegung auf bereits rekonstruierten Bildern durchgeführt, obwohl auch sinogrammbasierte Ansätze existieren [MAM81].

Infolge der Materialtrennung erhöht sich das Bildrauschen in den Materialbildern jedoch signifikant, besonders wenn zwischen mehr als zwei Materialien unterschieden werden soll [KHK+13]. Mithilfe einer statistischen iterativen Rekonstruktion ist es möglich, Bilder mit geringerem Bildrauschen zu erstellen als mit der gebräuchlichen FBP–Rekonstruktion [Buz08]. Dies liegt daran, dass der statistische Ansatz nicht nur die physikalischen Effekte der Strahlungsschwächung durch Materie berücksichtigt, sondern auch die Poisson–Charakteristik der Absorption und Emission von Strahlung mit einbezieht. Dies wird besonders in jenen Fällen relevant, in denen zudem die Zahl der registrierten Photonen gering ist und deshalb eine gewöhnliche FBP–Rekonstruktion mit dem zunehmendem Auftreten von Streak–Artefakten behaftet ist.

Statistische Algorithmen konvergieren stets zum wahrscheinlichsten Bild, d.h. jenem Bild, das gemäß dem zugrunde liegenden statistischen Modell am besten zu den Daten passt. Als Maß für die Übereinstimmung wird die logarithmische Wahrscheinlichkeitsfunktion (LLF) verwendet. Da es keine analytische Möglichkeit gibt, das Maximum der LLF zu finden, bedient man sich numerischer Methoden, dieses zu approximieren. Vor einigen Jahren wurde eine neue Klasse statistischer Algorithmen vorgestellt [De 95, FESC02] die die Polychromie des Spektrums berücksichtigt. Diese Algorithmen nutzen die Konvexität der negativen LLF indem sie diese lokal sukzessive durch — meist quadratische — Ersatzfunktionen (Surrogates) nähern, die einfacher bzw. analytisch minimiert werden können. Damit ist es möglich, die Rekonstruktion vollständig zu parallelisieren und somit eine schnelle Berechnung auf Grafikkarten durchzuführen. Unter gewissen Umständen [EF99] ist die monotone Konvergenz dieser Art von Algorithmus sogar mathematisch beweisbar, was für iterative Algorithmen nicht selbstverständlich ist. Die Einbeziehung der Polychromie des Spektrums gewährleistet zusätzlich eine implizite Beam–hardening Korrektur für die gewählte Materialbasis (vgl. 6.2.1). Unter sehr starken Annahmen ist man damit sogar in der Lage, Materialanteile näherungsweise aus spektral unaufgelösten Daten[1] zu errechnen [EF02, EF03].

---

[1] z.B. mit herkömmlichen EIDs aufgenommen

Der im Folgenden vorgestellte Ansatz kommt ohne diese starken Annahmen aus und basiert auf spektral aufgelösten Sinogrammen wie sie mit PCDs aufgenommen werden. Es werden direkt auf Basis der Rohdaten die materialzerlegten Bilder rekonstruiert. Der Schwerpunkt der Analyse des Algorithmus liegt in dieser Studie auf der Präzision, mit der die Materialanteile in Kontrastmittelproben bestimmt werden können sowie dem zu erwartenden Zuwachs an Bildqualität aufgrund einer statistisch korrekten Behandlung des Problems gegenüber einer FBP–Rekonstruktion mit anschließender Materialtrennung. Untersucht wurde außerdem der Einfluss einer Regularisierungsfunktion auf Qualität und Genauigkeit der rekonstruierten Materialbilder sowie der Einfluss der Position der Zählerschwellen des Detektors auf die Konvergenzgeschwindigkeit des Algorithmus.
In Abschnitt 6.2 wird der mathematische Hintergrund eingeführt. Die Rekonstruktionsergebnisse für Simulationsdaten idealer sowie realistischer PCDs werden in 6.3.1 bzw. 6.3.2 vorgestellt und diskutiert.

6.2 Herleitung des Algorithmus

Im Folgenden wird zunächst der grundlegende mathematische Hintergrund präsentiert. Abgesehen von der Herleitung der kanonischen Optimierungsfunktion wird zudem ein Modell für die Materialzusammensetzung von Objekten vorgestellt und das Prinzip der Ersatzfunktionen vermittelt. Der zweite Teil beinhaltet die konkrete Herleitung des Algorithmus und stellt die verwendete Minimierungsmethode vor.

6.2.1 Mathematischer Hintergrund

Statistisches Modell: poissonverteilte Zufallsvariablen

Die Entstehung von Röntgenquanten und ihre Absorption in Materie ist ein statistischer Prozess, der, wie bereits in Kapitel 2 erläutert, durch eine poissonverteilte Zufallsvariable beschrieben werden kann, vgl. Gl. (2.10). In der Computertomographie kann jedem Detektor– bzw. Sinogrammpixel eine eigene Zufallsvariable N_i zugeordnet werden. Die gemeinsame Wahrscheinlichkeitsverteilung aller Zufallsvariablen $\mathcal{P}(\mathbf{N}|\overline{\mathbf{N}})$ wird durch das Produkt der einzelnen Zufallsvariablen beschrieben,

$$\begin{aligned}
\mathcal{P}(\mathbf{N}|\overline{\mathbf{N}}) &= \prod_{i=1}^{M} \mathcal{P}_i(N_i|\overline{N}_i) \\
&= \prod_{i=1}^{M} \frac{(\overline{N}_i)^{N_i}}{N_i!} e^{-\overline{N}_i},
\end{aligned} \tag{6.1}$$

wobei $\mathbf{N} \equiv \{N_i\}$ als Vektor aufzufassen ist und der Index i über alle M Sinogrammpixel läuft. Wendet man den negativen Logarithmus auf die gemeinsame Wahrscheinlichkeitsverteilung an, so erhält man die kanonische negative logarithmische Wahrscheinlichkeitsfunktion (NLLF) . Diese ist gerade die zu minimierende[2] Zielfunktion des Rekonstruktionsproblems. Sie ist ein Maß dafür, wie gut die gemessenen Daten $\mathbf{N}$ mit ihren Erwartungswerten $\overline{\mathbf{N}}$ übereinstimmen.

$$-L(\overline{\mathbf{N}}) = -\log(\mathcal{P}(\mathbf{N}|\overline{\mathbf{N}})) = \sum_{i=1}^{M} -N_i \log \overline{N}_i + \overline{N}_i. \tag{6.2}$$

Bei der Logarithmierung von Gl. (6.1) wurden Terme, die nicht von $\overline{N}_i$ abhängen weggelassen, da sie nur eine globale Verschiebung der NLLF bewirken, aber die Lage des Extremums bezüglich $\overline{N}_i$ nicht beeinflussen. Im Fall der spektralen Bildgebung ist es möglich, eine separate negative logarithmische Wahrscheinlichkeitsfunktion $L^b(\mathbf{N}|\overline{\mathbf{N}})$ für jedes Sinogramm aufzustellen, das je einem der B spektralen Datensätze (Energiebins) eines PCD zugeordnet ist. Falls die Messung der einzelnen Sinogramme statistisch unabhängig ist — was an dieser Stelle angenommen wird — ist die gemeinsame Wahrscheinlichkeit gerade das Produkt

$$\mathcal{P}(\mathbf{N}|\overline{\mathbf{N}}) = \prod_{b=1}^{B} \prod_{i=1}^{M} \mathcal{P}_i^b(N_i^b|\overline{N}_i^b). \tag{6.3}$$

In der NLLF äußert sich dies durch eine zusätzliche Summe über alle B Sinogramme

$$-L(\overline{\mathbf{N}}) = -\sum_{b=1}^{B} L^b(\overline{\mathbf{N}}) = \sum_{b=1}^{B} \sum_{i=1}^{M} -N_i^b \log \overline{N}_i^b + \overline{N}_i^b := \sum_{b=1}^{B} \sum_{i=1}^{M} h_i^b(\overline{N}_i^b(\mu_j(E))). \tag{6.4}$$

Die statistische Unabhängigkeit gilt nur für Messungen von Energiebin–Datensätzen mit einem idealen quantenzählenden Detektor. In realen PCDs treten hingegen Abhängigkeiten zwischen den Daten einzelner Energiebins aufgrund von K–Fluoreszenz, Ladungsübersprechen, Elektronikrauschen und pulse pileup auf, siehe Kapitel 2, Abschnitt 2.5. Die Abhängigkeiten aufgrund von K–Fluoreszenz, Ladungsübersprechen und Elektronikrauschen berücksichtigt der im Folgenden vorgestellte Algorithmus indirekt über das eingestrahlte Röhrenspektrum, dessen Form als bekannt vorausgesetzt wird. Pulse pileup wird dagegen als Vorverarbeitungsschritt direkt auf den Sinogramm–Rohdaten korrigiert.

Im Allgemeinen führt eine Minimierung der NLLF allein zu sehr verrauschten Bildern,

---

[2] man beachte das negative Vorzeichen!

weshalb üblicherweise ein zusätzlicher Term R zur Zielfunktion hinzuaddiert wird. Dieser Term dient der Regularisierung und beinhaltet a priori Wissen über die zu rekonstruierenden Materialbilder f_j^k. Ein geeigneter Regularisierer unterdrückt kleine Unterschiede in den Werten benachbarter Bildpixel, erhält aber dennoch prominente Kanten von Objekten. Der Regularisierer hat meist folgende Form

$$R^k(f^k) = \sum_{j=1}^{P} \sum_{l \in \mathcal{N}_j} \psi^k(f_j^k - f_l^k). \tag{6.5}$$

Hierbei indiziert l die $\mathcal{N}_j$ nächsten Nachbarpixel eines betrachteten Pixels j. Des Weiteren müssen die Regularisierungsfunktionen ψ^k konvex und bezüglich f_j^k zweimal stetig differenzierbar sein. Diese Anforderungen ermöglichen eine Parallelisierung des Algorithmus [De 95] und gewährleisten gleichzeitig dessen Konvergenz. Implementiert wurde in dieser Arbeit ein Prior, der von P. J. Green [Gre90] vorgeschlagen wurde. Er stellt eine stetig differenzierbare Näherung des Huber–Priors [Hub64] dar und ist somit asymptotisch kantenerhaltend, aber gegenüber einer quadratischen Regularisierung etwas aufwändiger zu berechnen. Zusammen mit dem Regularisierungsterm ergibt sich die neue, zu minimierende Zielfunktion zu

$$\Phi(\mathbf{f}) = -L(\overline{\mathbf{N}}(\mathbf{f})) + \beta \mathbf{R}(\mathbf{f}). \tag{6.6}$$

wobei der letzte Term als Skalarprodukt aufzufassen ist

$$\beta \mathbf{R}(\mathbf{f}) = \sum_{k=1}^{K} \beta^k R^k(f^k). \tag{6.7}$$

Die Parameter $\beta \equiv \{\beta^k\}$ legen dabei die Stärke des Einflusses des Regularisierers auf die rekonstruierten Bilder f^k fest.

Physikalisches Modell: polychromatisches Lambert–Beersches Gesetz

In Kapitel 2 wurde das Lambert–Beersche Schwächungsgesetz bereits vorgestellt. Dieses bildet die physikalische Wechselwirkung von Strahlung mit Materie jedoch nur bei Verwendung monochromatischer Röntgenquellen korrekt ab. Liegt den eingestrahlten Quanten jedoch, wie in der klinischen CT üblich, eine breite Energieverteilung zugrunde, so führt eine auf dem Lambert–Beerschen Gesetz beruhende Bildrekonstruktion zu Beam-hardening Artefakten . Diese werden üblicherweise in einem Vorverarbeitungsschritt vor der FBP–Rekonstruktion für die Materialbasis Wasser korrigiert. Um ihre Entstehung von vornherein zu verhindern, ist es nötig, die Materialien zu kennen, aus denen sich das gescannte Objekt zusammensetzt. Basiert die Bildrekonstruktion dann auf dem polychromatischen Äquivalent des Lambert–Beerschen Gesetzes

$$\overline{N}_i^b(\mu_j(E)) = \int_{E_{\min,b}}^{E_{\max,b}} N_{i,0} \, \mathcal{S}^b(E) \exp\left(-\sum_{j=1}^{P} a_{ij}\mu_j(E)\right) \mathrm{d}E,$$
$$= \int N_{i,0}^b(E) \exp\left(-\sum_{j=1}^{P} a_{ij}\mu_j(E)\right) \mathrm{d}E, \tag{6.8}$$

vgl. [Buz08], Gl. (2.43), verhindert dies die Entstehung solcher Artefakte. $A = \{a_{ij}\}$ ist die Systemmatrix , d.h. eine Diskretisierung des Linienintegrals in Gl. (2.9). Sie enthält implizit die Geometrie des Scanners und beschreibt, welchen Beitrag der j-te Bildpixel zur i-ten Projektion liefert. Im Gegensatz zur monochromatischen Formulierung des Lambert–Beerschen Gesetzes ist die Zahl der von der Röntgenröhre emittierten Photonen $N_{i,0}\mathcal{S}(E)$ sowie die Schwächung $\mu_j(E)$ nun energieabhängig. Die Energieverteilung der emittierten Photonen folgt dabei dem Röhrenspektrum $\mathcal{S}(E)$. Für die Anteile $N_{i,0}^b(E)$ der Photonen, die vom b-ten Energiebin registriert werden, gilt

$$N_{i,0}^b(E) = \mathcal{S}^b(E) \cdot N_{i,0}. \tag{6.9}$$

$E_{\max,b}$ und $E_{\min,b}$ seien die maximale bzw. minimale Photonenenergie, die vom b-ten Energiebin detektiert werden kann. Die Bin–Spektren $\mathcal{S}^b(E)$ selbst lassen sich aus dem Röhrenspektrum $\mathcal{S}(E)$ berechnen, wenn man die normierte spektrale Detektorantwortfunktion $\Sigma(E, E')$ kennt

$$\mathcal{S}^b(E) = \int_{E_{\min}^b}^{E_{\max}^b} \Sigma(E, E') \, \mathcal{S}(E) \, \mathrm{d}E'. \tag{6.10}$$

Die normierte spektrale Detektorantwortfunktion gibt die Wahrscheinlichkeit an, dass einem eintreffenden Photon mit tatsächlicher Energie E vom Detektor die Energie E' zugeordnet wird. Im Falle eines idealen Detektors gilt

$$\mathcal{S}^b(E) = \left(\Theta(E - E_{\min}^b) - \Theta(E - E_{\max}^b)\right) \mathcal{S}(E), \tag{6.11}$$

mit der Heaviside–Stufenfunktion $\Theta(E)$.

Modell der Materialzusammensetzung

Es wird angenommen, dass sich jedes Objekt als Linearkombination von K Basismaterialien darstellen lässt, wobei jedes seinen individuellen, energieabhängigen Schwächungskoeffizienten $\mu^k(E)$ aufweist.

$$\mu_j(E) = \sum_{k=1}^{K} f_j^k \mu^k(E). \qquad (6.12)$$

Dies ist legitim, solange die Materialtrennung eindeutig ist. Dazu muss ein unterschiedliches Absorptionsverhalten der einzelnen Basismaterialien im Energiebereich des eingestrahlten Spektrums vorausgesetzt werden. Weisen zwei oder mehr Materialien dasselbe Absorptionsverhalten im vom Spektrum abgedeckten Energiebereich auf, können sie mit den Mitteln der energieaufgelösten CT nicht unterschieden werden. Das Absorptionsverhalten von Materialien niedriger Ordnungszahl Z lässt sich im Wesentlichen durch Comptonstreuung und photoelektrische Absorption beschreiben. Beide Komponenten haben dabei für alle Materialien niedriger Ordnungszahl eine ähnliche Energieabhängigkeit, die lediglich mit der Ordnungszahl und der Atommasse des Materials skaliert ist[3]. Da sich das menschliche Körpergewebe vorwiegend aus Materialien niedriger Ordnungszahl zusammensetzt, ist somit maximal eine Trennung von zwei Körpermaterialien möglich. Weitere Basismaterialien können nur separiert werden, falls sie im Bereich des eingestrahlten Spektrums eine Absorptionskante aufweisen. Die Anzahl der gewählten Materialien, welche die Materialbasis bilden, darf zudem die Anzahl der verfügbaren spektralen Datensätze nicht überschreiten um zu gewährleisten, dass das Gleichungssystem zur Rekonstruktion der Materialanteile ausreichend bestimmt ist.
Die Wahl der Materialien sollte sich an der Zusammensetzung des gescannten Objekts orientieren denn sie ist ausschlaggebend für die Genauigkeit mit der die Materialanteile rekonstruiert werden können. Eine passende Materialbasis für klinische Anwendungen sollte Wasser als Basismaterial beinhalten, da damit das Schwächungsverhalten eines Großteils der Körpermaterialien abgedeckt werden kann [Sut96, Ell00, HS96, CHK97]. Die Wahl zusätzlicher Basismaterialien muss anwendungsspezifisch getroffen werden. Sie könnte beispielsweise auf Kalzium oder eine passende Materialmischung fallen, wenn knöchernes Körpergewebe identifiziert werden soll. Soll injiziertes jodhaltiges Kontrastmittel identifiziert werden, könnte Jod oder Iohexol gewählt werden. Letzteres ist ein in der klinischen CT häufig eingesetztes Kontrastmittel.

---

[3] Unter Vernachlässigung der Absorptionskanten, die materialabhängig bei der photoelektrischen Absorption auftreten.

Prinzip des Optimierungstransfers

Der vorgestellte Algorithmus nutzt das von De Pierro [De 93, De 95] publizierte Prinzip des Optimierungstransfers. Gemäß diesem Prinzip wird die Zielfunktion sukzessive lokal durch Ersatzfunktionen genähert, welche einfacher zu minimieren sind als die Zielfunktion selbst, siehe Abb. 6.1. Konkret wird im vorgestellten Ansatz die Zielfunktion durch quadratische Ersatzfunktionen approximiert deren Minimum analytisch bekannt ist. In jedem Iterationsschritt (n) wird dabei eine neue Ersatzfunktion generiert. Die folgenden hinreichenden [EF99] Bedingungen werden dabei an die Ersatzfunktion Q gestellt um eine Konvergenz des Algorithmus zu gewährleisten:

$$Q(\mathbf{f}^{(n)}; \mathbf{f}^{(n)}) = \Phi(\mathbf{f}^{(n)}), \tag{6.13}$$

$$\left.\frac{\partial Q(\mathbf{f}; \mathbf{f}^{(n)})}{\partial f_j^k}\right|_{\mathbf{f}=\mathbf{f}^{(n)}} = \left.\frac{\partial \Phi(\mathbf{f})}{\partial f_j^k}\right|_{\mathbf{f}=\mathbf{f}^{(n)}} \quad , \quad \begin{array}{l} j = 1, ..., P \\ k = 1, ..., K \end{array} \tag{6.14}$$

$$Q(\mathbf{f}; \mathbf{f}^{(n)}) \geq \Phi(\mathbf{f}). \tag{6.15}$$

Gln. (6.13 – 6.15) stellen sicher, dass jede Ersatzfunktion vollständig oberhalb der Zielfunktion $\Phi(\mathbf{f})$ liegt und sie nur für den aktuellen Iterationswert $(\mathbf{f} = \mathbf{f}^{(n)})$ berührt.

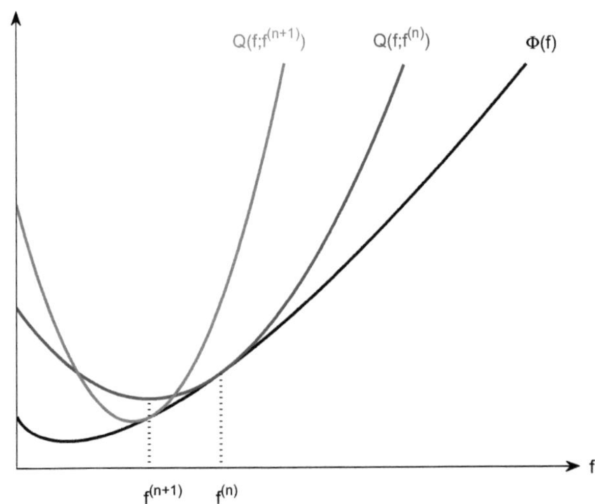

Abbildung 6.1: Veranschaulichung des Prinzips des Optimierungstransfers. $Q(f; f^{(n)})$ ist eine lokale Ersatzfunktion für die Zielfunktion $\Phi(f)$ für den (n)-ten Iterationsschritt. Die Ersatzfunktion ist im Punkt $f^{(n)}$ tangential zu $\Phi(f)$. Die Abszisse des Minimums von $Q(f; f^{(n)})$ bildet die neue Schätzung $f^{(n+1)}$. Sie ist zusätzlich die Position an welcher die Ersatzfunktion $Q(f; f^{(n+1)})$ für den nächsten Iterationsschritt konstruiert wird.

6.2.2 Herleitung der Ersatzfunktionen

Konstruktion der Ersatzfunktion der NLLF

Die Herleitung der separablen Ersatzfunktionen und der Update–Gleichung folgt im Wesentlichen der in [EF02] vorgestellten Prozedur. Als erstes wird das Integral über die Energie im physikalischen Modell (6.8) aus dem NLLF–Term der Zielfunktion (6.6) herausgezogen werden. Dazu definiert man

$$t_i^k(E, f^k) = \exp(-\sum_{j=1}^{P} a_{ij} f_j^k \mu^k(E)) = \exp(-l_i^k(E, f^k)), \qquad (6.16)$$

$$t_i(E, \mathbf{f}) = \prod_{k=1}^{K} t_i^k(E, f^k), \qquad (6.17)$$

$$\beta_i^{b,(n)}(E, \mathbf{f^{(n)}}) = \frac{\overline{N}_i^{b,(n)}(E, \mathbf{f^{(n)}})}{t_i(E, \mathbf{f^{(n)}})}. \qquad (6.18)$$

Setzt man diese Definitionen in Gl. (6.8) ein, so lässt sich das polychromatische Lambert–Beersche Gesetz umschreiben zu

$$\overline{N}_i^b(\mathbf{f}) = \int \frac{N_{i,0}^b(E)}{\beta_i^{b,(n)}(E, \mathbf{f^{(n)}})} \, t_i(E, \mathbf{f}) \, \beta_i^{b,(n)}(E, \mathbf{f^{(n)}}) \, dE. \qquad (6.19)$$

Da $\overline{N}_i^b(\mathbf{f})$ eine konvexe Funktion ist und zudem gilt, dass

$$\int \frac{N_{i,0}^b(E)}{\beta_i^{b,(n)}(E, \mathbf{f^{(n)}})} \, dE = 1, \qquad (6.20)$$

kann man $-L(\mathbf{f})$ unter Benutzung von Jensen's Ungleichung [Jen06] durch

$$-L(\mathbf{f}) \leq \sum_{b=1}^{B} \sum_{i=1}^{N} \int \frac{N_{i,0}^b(E)}{\beta_i^{b,(n)}(E, \mathbf{f^{(n)}})} h_i^b \left(t_i(E, \mathbf{f}) \, \beta_i^{b,(n)}(E, \mathbf{f^{(n)}}) \right) dE = Q_1(\mathbf{f}, \mathbf{f^{(n)}})$$

$$(6.21)$$

majorisieren. Es lässt sich zeigen, dass $Q_1(\mathbf{f}, \mathbf{f^{(n)}})$ die Bedingungen Gln. (6.13) – (6.15) erfüllt. Als nächstes soll Q_1 durch eine weitere, paraboloidale Ersatzfunktion genähert werden, deren Minimum analytisch bekannt ist.

Dazu entwickelt man Q_1 in eine Taylorreihe bis zur zweiten Ordnung um die aktuellen Linienintegrale $\{l_i^{k,(n)}\}$:

$$h_i^b(E, l_i) \leq q_i^{b,(n)}(E, l_i) \tag{6.22}$$

$$= h_i^b\left(E, l_i^{(n)}\right) + \sum_{k=1}^{K} \left.\frac{\partial h_i^b(E, l_i)}{\partial l_i^k}\right|_{l_i^k = l_i^{k,(n)}} \left(l_i^k - l_i^{k,(n)}\right)$$

$$+ \frac{1}{2}\sum_{k=1}^{K}\sum_{m=1}^{K} C_i^{bkm,(n)}\left(l_i^k - l_i^{k,(n)}\right)\left(l_i^m - l_i^{m,(n)}\right). \tag{6.23}$$

Die neue Ersatzfunktion lautet also

$$Q_2(\mathbf{f}, \mathbf{f}^{(n)}) = \sum_{b=1}^{B}\sum_{i=1}^{N} \int \frac{N_{i,0}^b(E)}{\beta_i^{b,(n)}} q_i^{b,(n)}(E, l_i)\, \mathrm{d}E. \tag{6.24}$$

Die Krümmung $C_i^{bkm,(n)}$ in Gl. (6.22) muss nun so gewählt werden, dass wiederum die Bedingungen des Optimierungstransfers, d.h. Gln. (6.13) – (6.15) erfüllt sind. In der Praxis wird jedoch in dieser Arbeit stattdessen die Hessematrix von $h_i^b(E, l_i)$ verwendet. Mit dieser Wahl kann allerdings die monotone Konvergenz des Algorithmus mathematisch nicht mehr garantiert werden. Würde man erzwingen, dass die Linienintegrale $l_i^k \geq 0$ wären, gäbe es nachweislich eine Krümmung, die die monotone Konvergenz gewährleistet [EF99]. Dies würde allerdings das Potential des Algorithmus limitieren, auch Materialien darzustellen, die nicht in der gewählten Materialbasis enthalten sind, denn in der Materialbasis nicht enthaltene Materialien werden als Linearkombination der Basismaterialien dargestellt. Dies erfordert mathematisch bedingt gegebenenfalls auch negative Koeffizienten f_j^k. Negative Koeffizienten sind unphysikalisch und deuten darauf hin, dass die gewählte Materialbasis noch nicht vollständig ist, also noch nicht alle im gescannten Objekt vorhandenen und im Energiebereich des Röhrenspektrums unterscheidbaren Materialien in der Materialbasis enthalten sind. Zu beachten ist jedoch, dass das ausschließliche Vorkommenden positiver Koeffizienten f_j^k nicht garantiert, dass die Materialbasis vollständig ist und die f_j^k die physikalisch korrekten Materialanteile widerspiegeln.

Eine schwächere Form der Positivitätsbedingung ($l_i^k \geq 0$), die mit dem vorgestellten Modell vereinbar ist, dürfte lediglich fordern, dass $\sum_{k=1}^{K} f_j^k \geq 0$. Ob diese Forderung weiterhin einen monotonen Algorithmus gewährleisten kann und ob dafür auch eine optimale[4] Krümmung $C_i^{bkm,(n)}$ existiert, ist ungeklärt.

---

[4] im Sinne der Konvergenzgeschwindigkeit, siehe [EF99].

Schließlich ersetzt man Q_2 ein letztes Mal durch eine weitere Ersatzfunktion, die unabhängige Updates für alle Bildpixel erlaubt und damit prinzipiell eine parallele Berechnung auf Grafikkarten gestattet. Dazu schreibt man das k-te Linienintegral als Konvexkombination indem man definiert:

$$
\begin{aligned}
l_i^k(E, f) &= \sum_{j=1}^{P} a_{ij} f_j^k \mu^k(E) \\
&= \sum_{j=1}^{P} \alpha_{ij} \left(\frac{a_{ij}\mu^k(E)}{\alpha_{ij}}(f_j^k - f_j^{k,(n)}) + l_i^{k(n)}(E) \right) \\
&= \sum_{j=1}^{P} \alpha_{ij}\lambda_{ij}^k(E, f_j^k),
\end{aligned}
\tag{6.25}
$$

mit

$$
\alpha_{ij} = \frac{a_{ij}}{\sum_{j=1}^{P} a_{ij}} \quad \text{und} \quad \sum_{j=1}^{P} \alpha_{ij} = 1.
\tag{6.26}
$$

Benutzt man wiederum Jensen's Ungleichung, kann man die Summe über j aus der Funktion $q_i^{b,(n)}(E, l_i^k)$ herausziehen. Damit lautet die endgültige Ersatzfunktion für die NLLF

$$
\begin{aligned}
Q_2(\mathbf{f}, \mathbf{f}^{(n)}) &= \sum_{b=1}^{B} \sum_{i=1}^{N} \int \frac{N_{i,0}^b(E)}{\beta_i^{b,(n)}} q_i^{b,(n)} \left(E, \sum_{j=1}^{P} \alpha_{ij}\lambda_{ij}^k(E, f_j^k) \right) \mathrm{d}E \tag{6.27} \\
&\leq \sum_{b=1}^{B} \sum_{i=1}^{N} \sum_{j=1}^{P} \int \frac{N_{i,0}^b(E)}{\beta_i^{b,(n)}} \alpha_{ij}\, q_i^{b,(n)}(E, \lambda_{ij}^k(f_j^k))\, \mathrm{d}E \\
&= Q_3(\mathbf{f}, \mathbf{f}^{(n)}). \tag{6.28}
\end{aligned}
$$

Ersatzfunktion des Regularisierers

Die Regularisierungsfunktion nach P. J. Green's Prior [Gre90] wird im Bildraum angewandt und zwar direkt auf die Materialanteile f_j^k. Konkret lautet sie

$$
R^k = \sum_{j=1}^{P} \left(\sum_{l \in \mathcal{N}_j} w_{jl} \log \cosh \left(\frac{f_j^{k,(n)} - f_l^{k,(n)}}{\gamma^k} \right) \right)
\tag{6.29}
$$

Die Summe über l läuft dabei über alle $\mathcal{N}_j$ Nachbarpixel eines Pixels j. Die Gewichte w_{jl} geben an, wie stark die einzelnen Nachbarpixel in die Regularisierung eingehen. Sie wurden invers proportional zum Abstand vom betrachteten Pixel j gewählt, normiert auf den Pixelpitch. Damit ergibt sich für direkte Nachbarpixel, die mit einer Kante an Pixel j grenzen, ein Faktor von $w_{j,\text{direkt}} = 1$ und für diagonal angrenzende Pixel ein Faktor von $w_{j,\text{diagonal}} = \frac{1}{\sqrt{2}}$. Weiter entfernte Nachbarpixel wurden nicht mit einbezogen. Die freien Parameter γ^k beeinflussen zusammen mit den Parametern β^k nicht nur die Stärke der Regularisierung, sondern auch, wie gut im jeweiligen Bild vorhandene Kanten rekonstruiert bzw. erhalten werden. Die Werte für γ^k orientieren sich dabei in dieser Arbeit am Bildrauschen im jeweiligen initialen Materialbild.

Die Ersatzfunktion S des Regularisierers ergibt sich zu

$$\beta S = \frac{1}{2} \sum_{k=1}^{K} \beta^k \sum_{j=1}^{P} \left(\sum_{l \in \mathcal{N}_j} w_{jl} \, \log \cosh \left(\frac{2 f_j^{k,(n)} - f_j^{k,(n-1)} - f_l^{k,(n-1)}}{\gamma^k} \right) \right), \quad (6.30)$$

Eine explizite Herleitung der Ersatzfunktion S findet sich in [De 95]. Die ersten beiden Ableitungen berechnen sich zu

$$\frac{\partial(\beta S)}{\partial f_j^k} = \beta^k \sum_{l \in \mathcal{N}_j} \frac{w_{jl}}{\gamma^k} \, \tanh \left(\frac{2 f_j^{k,(n)} - f_j^{k,(n-1)} - f_l^{k,(n-1)}}{\gamma^k} \right), \quad (6.31)$$

$$\frac{\partial^2(\beta S)}{\partial f_j^k \partial f_j^m} = \delta_{km} \, \beta^k \sum_{l \in \mathcal{N}_j} \frac{2 w_{jl}}{(\gamma^k)^2} \left(1 - \tanh^2 \left(\frac{2 f_j^{k,(n)} - f_j^{k,(n-1)} - f_l^{k,(n-1)}}{\gamma^k} \right) \right), \quad (6.32)$$

wobei δ_{km} das Kroneckersymbol ist.

Minimierungsmethode

Um das Minimum der Ersatz–Zielfunktion $Q_3(\mathbf{f}, \mathbf{f}^{(n)}) + \beta S(\mathbf{f}, \mathbf{f}^{(n)})$ zu finden, wird die Newton–Raphson Methode angewandt:

$$\mathbf{f}^{(n+1)} = \mathbf{f}^{(n)} - \left(\nabla(Q_3(\mathbf{f}, \mathbf{f}^{(n)}) + \beta S(\mathbf{f}, \mathbf{f}^{(n)})) \cdot (\mathrm{H}_{Q_3} + \mathrm{H}_{\beta S})^{-1} \right) \Big|_{\mathbf{f}=\mathbf{f}^{(n)}} . \tag{6.33}$$

H_{Q_3} und $\mathrm{H}_{\beta S}$ sind die Hessematrizen, also die zweiten Ableitungen von Q_3 bzw. βS nach f_j^k.

Wertet man den Gradienten von Q_3 bezüglich f_j^k für die aktuelle Iteration $\mathbf{f}^{(n)}$ aus erhält man

$$\begin{aligned}
\frac{\partial Q_3(\mathbf{f}, \mathbf{f}^{(n)})}{\partial f_j^k}\Big|_{\mathbf{f}=\mathbf{f}^{(n)}} &= \sum_{b=1}^{B} \sum_{i=1}^{N} \int \frac{N_{i,0}^b(E)}{\beta_i^{b,(n)}} \alpha_{ij} \cdot \frac{\partial q_i^b}{\partial \lambda_{ij}^k}\Big|_{\lambda_{ij}^k=\lambda_{ij}^{k(n)}} \cdot \frac{\partial \lambda_{ij}^k}{\partial f_j^k}\Big|_{f_j^k=f_j^{k,(n)}} \, \mathrm{d}E \\[2mm]
&= \sum_{b=1}^{B} \sum_{i=1}^{N} \int \frac{N_{i,0}^b(E)}{\beta_i^{b,(n)}} \alpha_{ij} \cdot \frac{\partial h_i^b(t_i)}{\partial(t_i^k)}\Big|_{t_i^k=t_i^{k,(n)}} \\[2mm]
&\quad \cdot \frac{\partial t_i^k(\lambda_{ij}^k)}{\partial \lambda_{ij}^k}\Big|_{\lambda_{ij}^k=\lambda_{ij}^{k,(n)}} \cdot \frac{\partial \lambda_{ij}^k(f)}{\partial f_j^k}\Big|_{f_j^k=f_j^{k,(n)}} \, \mathrm{d}E \\[2mm]
&= \sum_{b=1}^{B} \sum_{i=1}^{N} \left(1 - \frac{N_i^b}{\overline{N}_i^{b,(n)}} \right) \frac{\partial \overline{N}_i^{b,(n)}}{\partial f_j^k},
\end{aligned} \tag{6.34}$$

mit den partiellen Ableitungen

$$\frac{\partial h_i^b(t_i)}{\partial t_i^k}\Big|_{t_i=t_i^{(n)}} = -\left(\frac{N_i^b}{\overline{N}_i^{b,(n)}} - 1 \right) \beta_i^{b(n)} \prod_{m,m\neq k}^{K} t_i^{m,(n)} \tag{6.35}$$

$$\frac{\partial t_i^k(\lambda_{ij}^k)}{\partial \lambda_{ij}^k}\Big|_{\lambda_{ij}^k=\lambda_{ij}^{k,(n)}} = -t_i^{k,(n)} \tag{6.36}$$

$$\frac{\partial \lambda_{ij}^k(f)}{\partial f_j^k}\Big|_{f=f^{(n)}} = \frac{a_{ij}\mu^k(E)}{\alpha_{ij}}, \tag{6.37}$$

und unter Verwendung der Identität

$$\begin{aligned}
\frac{\partial \overline{N}_i^b}{\partial f_j^k} &= \int \frac{\partial}{\partial f_j^k} N_{i,0}^b(E) \exp\left(-\sum_{k=1}^{K} \sum_{j=1}^{P} a_{ij} f_j^k \mu^k(E) \right) \mathrm{d}E \\[2mm]
&= -\int a_{ij} \mu^k(E)\, N_{i,0}^b(E) \exp\left(-\sum_{k=1}^{K} \sum_{j=1}^{P} a_{ij} f_j^k \mu^k(E) \right) \mathrm{d}E.
\end{aligned} \tag{6.38}$$

Für die Hessematrix von Q_3 ergibt sich

$$
\begin{aligned}
\frac{\partial^2 Q_3}{\partial f_j^k \partial f_j^m} &= \sum_{b=1}^{B} \sum_{i=1}^{N} \int \frac{\hat{N}_{i,0}^b(E)}{\beta_i^{b,(n)}} \alpha_{ij} C_i^{bkm,(n)} \frac{\partial \lambda_{ij}^k}{\partial f_j^k} \frac{\partial \lambda_{ij}^m}{\partial f_j^m} \\
&= \sum_{b=1}^{B} \sum_{i=1}^{N} \int \frac{\hat{N}_{i,0}^b(E)}{\beta_i^{b,(n)} \alpha_{ij}} a_{ij}^2 \mu^k(E) \mu^m(E) C_i^{bkm,(n)} \mathrm{d}E.
\end{aligned}
\tag{6.39}
$$

Benutzt man nun, wie angekündigt, die Hessematrix $\frac{\partial^2 h_i^b(E,l_i)}{\partial l_i^k \partial l_i^m}$ von $h_i^b(E,l_i)$ anstelle der Krümmung $C_i^{bkm,(n)}$, welche die Bedingungen des Optimierungstransfers erfüllen würde, so resultiert dies in

$$
\begin{aligned}
\frac{\partial^2 Q_3}{\partial f_j^k \partial f_j^m} &= \sum_{b=1}^{B} \sum_{i=1}^{N} \int \frac{N_{i,0}^b(E)}{\beta_i^{b,(n)} \alpha_{ij}} a_{ij}^2 \mu^k(E) \mu^m(E) N_i^b \mathrm{d}E \\
&= \sum_{b=1}^{B} \sum_{i=1}^{N} a_{ij} \frac{N_i^b}{\overline{N}_i^b} \left(\sum_{j=1}^{P} a_{ij} \right) \int N_{i,0}^b(E) \mu^k(E) \mu^m(E) \exp(-l_i^{(n)}) \mathrm{d}E.
\end{aligned}
\tag{6.40}
$$

Im letzten Schritt wurden α_{ij} und $\beta_i^{b,(n)}$ durch ihre jeweiligen Definitionen, Gl. (6.26) und Gl. (6.18), ersetzt. Die Summe $\sum_{j=1}^{P} a_{ij}$ kann bereits vorberechnet werden, da lediglich die Systemmatrix a_{ij} vom Summationsindex j abhängt und diese sich während der Iterationen nicht ändert.

Initialisierung des Algorithmus

Um den Algorithmus zu initialisieren, werden die Messdaten N_i^b zunächst einer Strahlaufhärtungskorrektur auf Wasserbasis unterzogen, bzw. einer kombinierten Korrektur von Strahlaufhärtungsartefakten und pulse pileup Effekten im Fall realistischer PCD–Daten, bevor diese FBP–rekonstruiert werden. Anschließend werden die FBP–Bilder HU_j^b zunächst auf Schwächungswerte zurück gerechnet[5], da die Materialtrennung auf den Schwächungswerten $\mu_j^b(E) = \sum_k f_j^k \mu^{kb}$ durchgeführt werden muss. Aufgrund der Verschiebung der Hounsfield–Skala bezüglich der Schwächungswerte ($\mu = 0\,\mathrm{cm}^{-1}$ entspricht $-1000\,\mathrm{HU}$) würde eine direkte Materialtrennung auf Hounsfield–Skala keine korrekten Ergebnisse liefern.

---

[5] Prinzipiell wäre es möglich, primär direkt Schwächungswerte zu rekonstruieren. Die verwendete Software zur FBP-Rekonstruktion gibt rekonstruierte Daten jedoch auf der in der CT üblichen HU–Skala zurück.

$$\mu_j^b = \left(\frac{HU_j^b}{1000} + 1 \right) \mu^{\mathrm{H_2O},b} , \qquad (6.41)$$

mit

$$\mu^{\mathrm{H_2O},b} = \frac{\int_{E_{\min}^b}^{E_{\max}^b} \mu^{\mathrm{H_2O}}(E)\, \mathcal{S}^b(E)\, \mathrm{d}E}{\int_{E_{\min}^b}^{E_{\max}^b} \mathcal{S}^b(E)\, \mathrm{d}E}. \qquad (6.42)$$

Anschließend werden die Schwächungsbilder μ_j^b in Bilder der Materialanteile f_j^k transformiert

$$\mathbf{f}^{(0)} = \mathcal{M}^{-1}\boldsymbol{\mu}, \qquad (6.43)$$

mit $\mathbf{f}^{(0)} \equiv \{f_j^{k,(0)}\}$ und $\boldsymbol{\mu} \equiv \{\mu_j^b\}$. Die Matrix $\mathcal{M} \equiv \mu^{kb}$ enthält dabei die Schwächungswerte der K reinen Basismaterialien für das jeweilige Energiespektrum $\mathcal{S}^b(E)$. Konkret berechnen sich die μ^{kb} zu

$$\mu^{kb} = \frac{\int_{E_{\min}^b}^{E_{\max}^b} \mu^{k}(E)\, \mathcal{S}^b(E)\, \mathrm{d}E}{\int_{E_{\min}^b}^{E_{\max}^b} \mathcal{S}^b(E)\, \mathrm{d}E}. \qquad (6.44)$$

Die Materialbilder $\mathbf{f}^{(0)}$ können zur Initialisierung der Updategleichung (6.33) benutzt werden.

6.3 Auswertung des Algorithmus

6.3.1 Genauigkeitsanalyse des Algorithmus

Methode und Ergebnisse

Untersucht wurde zunächst die Funktionalität des Algorithmus anhand der Größe der sich ergebenden Abweichungen zwischen den tatsächlichen Materialanteilen des wahren Objekts (GT, ground truth) und den mithilfe des Algorithmus rekonstruierten Materialbildern. Dazu wurde ein Scan eines $30\,\mathrm{cm}$ durchmessenden Wasserzylinders mit fünf Jod–Kontrastproben unterschiedlich starker Konzentration, siehe Abb. 6.2, simuliert. Für die n-te Kontrastprobe ver-n-facht sich der Jodanteil f^{Jod} gegen den Uhrzeigersinn, angefangen mit $f^{\text{Jod}} = 0.00243$ für die oberste Kontrastprobe bis zu $f^{\text{Jod}} = 0.01215$ für die Probe rechts oben. Der Rand des Wasserzylinders besteht aus Plexiglas (Polymethylmethacrylat). Die Röhrenspannung betrug in der Simulation 140 kV,

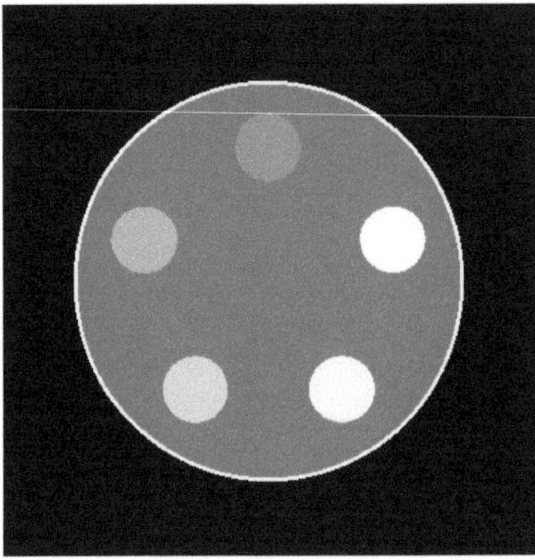

Abbildung 6.2: Bild des 30 cm durchmessenden Wasserzylinders mit Jod–Kontrastproben. Dargestellt ist die normierte, skalierte Gesamtdichte, d.h. $\frac{\rho^{\text{gesamt}} - \rho^{\text{Wasser}}}{\rho^{\text{Wasser}}} \cdot 1000.$ C = 0, W = 100.

als Vorfilterung wurden 3.5 mm Aluminium und 0.9 mm Titan gewählt. Bei einem Röhrenstrom von 100 mA wurde ein spektral aufgelöstes Sinogramm des Wasserzylinders mit einer Energieauflösung von 1 keV mit DRASIM generiert. Anschließend wurden sämtliche registrierte Photonen aufsummiert, deren Energie zwischen 20 keV und 80 keV bzw. zwischen 80 keV und 140 keV lag. Die beiden resultierenden Bin–Datensätze entsprechen den Sinogrammen eines idealen quantenzählenden Detektors mit 100 % Quanteneffizienz. Die Detektorgeometrie aus Kapitel 4 und 5 wurde beibehalten, d.h. der Subpixel–Pitch beträgt 250 µm, die Detektordicke 1.6 mm und die äußere Spannung 1 kV. Die räumlich fein aufgelösten idealen Datensätze wurden vor der Rekonstruktion zu Makropixel zusammengefasst und von Fächerstrahl– auf Parallelstrahl–Geometrie umgerastert.

Die gewählten Basismaterialien sind Jod und Wasser. Da Plexiglas nicht in der Materialbasis enthalten ist, wird der Rand des Wasserzylinders als Linearkombination aus Jod und Wasser dargestellt. Da beide Basismaterialien im Energiebereich der Bin–Spektren stärker schwächen als Plexiglas, muss einer der Materialanteile f_j^k für Plexiglas negativ sein. Für die gewählten idealen Energiebins (20 − 80 keV, 80 − 140 keV) betragen die Koeffizienten in reinem Plexiglas gerade $f^{\text{Jod}} = -3.2 \cdot 10^{-4}$ und $f^{\text{Wasser}} = 1.2$, d.h. im Jod–Materialbild treten negative Materialanteile im Bereich des Plexiglases auf.

Die interne spektrale Auflösung, die die Genauigkeit festlegt, mit der das Integral über die Energie im physikalischen Modell, Gl. (6.8) approximiert wird, betrug in allen Fällen $5\,\mathrm{keV}$. Die Werte der Massenschwächungskoeffizienten $m^k(E)$ zur Berechnung der Linienintegrale $l_i^k(E)$ entstammen der EPDL–Datenbank [CHK97], die zugehörigen Materialdichten ρ^k aller Materialien wurden [Kuc04] entnommen. Zur Berechnung der Massenschwächungskoeffizienten an den Abtastpunkten des jeweiligen Bin–Spektrums, vgl. Abb. 6.7(a), wurden die Werte der EPDL–Datenbank kubisch interpoliert. Diese Interpolation findet stückweise statt, falls das betrachtete Material im Energiebereich des applizierten Spektrums eine oder mehrere Absorptionskanten aufweist.

Ausgewertet wurde im Folgenden die Genauigkeit des iterativen Algorithmus für zwei verschiedene Parameterkonfigurationen. Initialisiert wurde der Algorithmus jeweils mit den wahren Materialbildern. Im ersten Fall wurde ohne Regularisierung rekonstruiert, d.h. $\beta = 0$ gesetzt, im zweiten Fall wurde mit $\beta^k \cdot \gamma^k = 1 \cdot 10^{-5}$ regularisiert. Die Werte von γ^k wurden materialabhängig gewählt. Sie orientieren sich am Bildrauschen der initialen Materialbilder realistischer Simulationen. Das dabei verwendete Verfahren, mit welchem die Werte für γ^k für realistische Daten bestimmt wurden, wird in Abschnitt 6.3.2 erläutert. In beiden Fällen wurde nach 1000 Iterationsschritten der Materialanteil sowie dessen Standardabweichung in zwei ROIs bestimmt, die exemplarisch in Abb. 6.3 eingezeichneten wurden. Die so ermittelten Werte sowie ihre Abweichung von der ground truth[6] $\Delta f^* = |f^{*,\mathrm{GT}} - f^{*,1000}|$, sind in Tabelle 6.1 aufgelistet. Abbildung 6.3 zeigt die wahren Materialbilder für Jod (a) und Wasser (b), Abbildungen 6.4 und 6.5 die entsprechenden Bilder nach 1000 Iterationsschritten für die beiden betrachteten Fälle.

---

[6] Der Stern $*$ steht als Platzhalter für Jod bzw. H_2O.

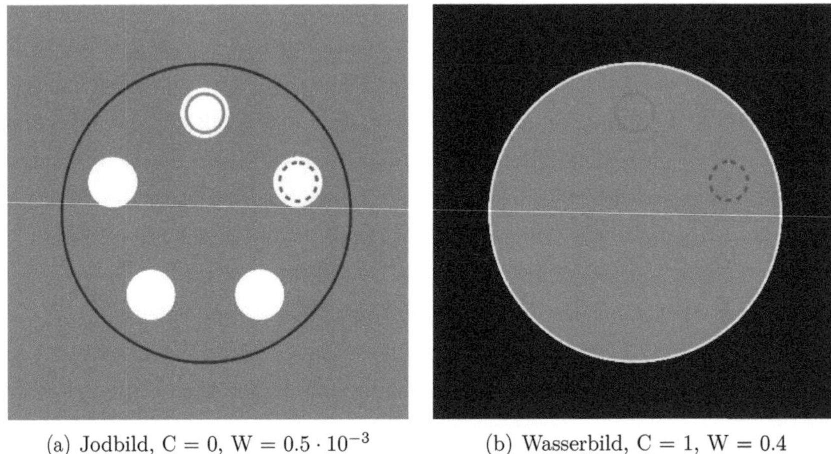

(a) Jodbild, $C = 0$, $W = 0.5 \cdot 10^{-3}$

(b) Wasserbild, $C = 1$, $W = 0.4$

Abbildung 6.3: Ground truth, d.h. wahre Materialbilder. Eingezeichnet sind ROIs, innerhalb derer die Werte in Tabelle 6.1 gemessen wurden. ROI_1 (rot, durchgezogen) liegt dabei im Jod–Materialbild im Kontrast mit der geringsten Jodkonzentration, ROI_2 (blau, gestrichelt) im Kontrast mit der höchsten Jodkonzentration.

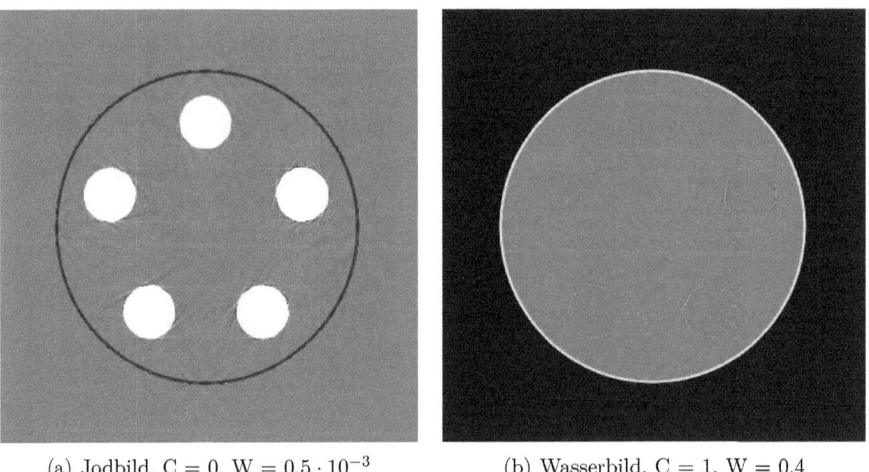

(a) Jodbild, $C = 0$, $W = 0.5 \cdot 10^{-3}$

(b) Wasserbild, $C = 1$, $W = 0.4$

Abbildung 6.4: Rekonstruktion der idealen Sinogrammdaten mit dem vorgestellten Algorithmus bei einer internen Energieauflösung von 5 keV nach 1000 Iterationen.

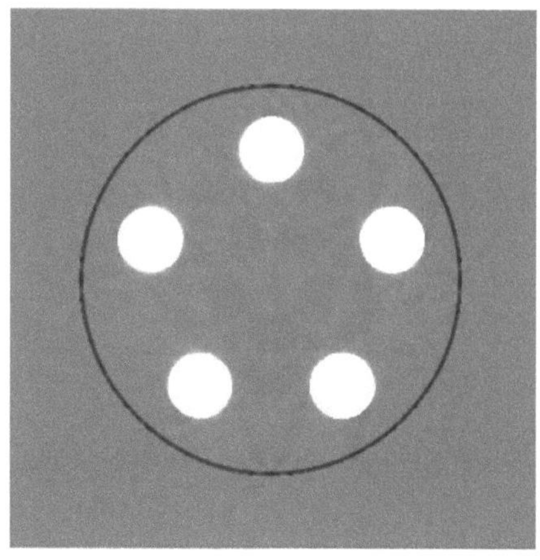

(a) Jodbild, C = 0, W = $0.5 \cdot 10^{-3}$

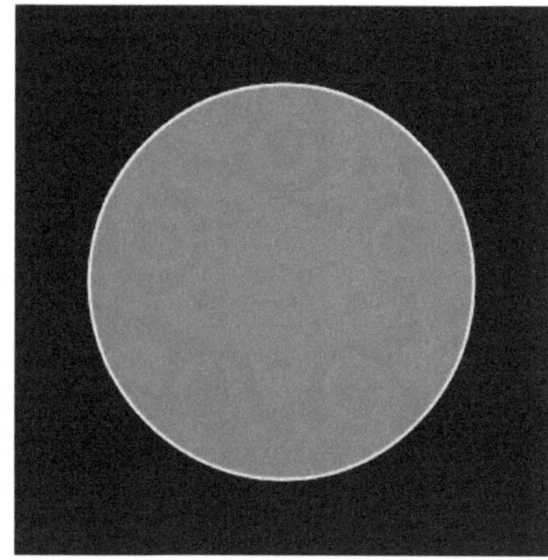

(b) Wasserbild, C = 1, W = 0.4

Abbildung 6.5: Rekonstruktion der idealen Sinogrammdaten mit dem vorgestellten Algorithmus bei einer internen Energieauflösung von 5 keV nach 1000 Iterationen. Eine Glättung der Daten fand statt; die Regularisierungsparameter sind in Tabelle 6.1 aufgeführt.

Diskussion

Betrachtet man die Ergebnisse der Rekonstruktion mit deaktiviertem Regularisierer (Abb. 6.4) so stellt man fest, dass bereits bei einer relativ groben internen Energieauflösung von 5 keV die Abweichungen nach 1000 Iterationen sehr gering sind. Die systematischen Abweichungen Δf^*, die sich im Wesentlichen auf die gewählte interne Energieauflösung zurückführen lassen, sind nicht größer als $0.54 \cdot 10^{-4}$ im Jod–Materialbild bzw. $0.18 \cdot 10^{-2}$ im Wasser–Materialbild. Diskretisierungsartefakte , welche durch den Vorwärts– bzw. Rückprojektor bedingt sind, führen zu einer Schwankung, deren Amplitude in erster Näherung mit der in den ROIs ermittelten Standardabweichung σ_{f^*} erfasst werden kann. Die ermittelten Standardabweichungen liegen in derselben Größenordnung wie die systematischen Abweichungen und bekräftigen, dass eine interne spektrale Auflösung von 5 keV bei der gegebenen Genauigkeit der verwendeten Projektoren ausreichend ist.

Bei aktiviertem Regularisierer nimmt die Standardabweichung des Rauschens besonders im Jodbild, etwas geringfügiger aber auch im Wasserbild ab. Dies liegt an der Glättung der Diskretisierungsartefakte durch den Regularisierer. Im Gegenzug nimmt jedoch auch die Genauigkeit, mit der die Materialanteile bestimmt werden, etwas ab, verursacht durch die Kopplung der Datensätze untereinander. Aufgrund der Tiefpasscharakteristik des Regula-

ROI 1			
		Jod	
	$f^{\text{Jod},1000}$	$\sigma_{f^{\text{Jod}}}$	Δf^{Jod}
ohne Regularisierung	0.00245	$0.14 \cdot 10^{-4}$	$0.17 \cdot 10^{-4}$
mit Regularisierung	0.00245	$0.08 \cdot 10^{-4}$	$0.18 \cdot 10^{-4}$
		H_2O	
	$f^{H_2O,1000}$	$\sigma_{f^{H_2O}}$	Δf^{H_2O}
ohne Regularisierung	0.99940	$0.15 \cdot 10^{-2}$	$0.60 \cdot 10^{-3}$
mit Regularisierung	0.99965	$0.12 \cdot 10^{-2}$	$0.35 \cdot 10^{-3}$
ROI 2			
		Jod	
	$f^{\text{Jod},1000}$	$\sigma_{f^{\text{Jod}}}$	Δf^{Jod}
ohne Regularisierung	0.01220	$0.32 \cdot 10^{-4}$	$0.54 \cdot 10^{-4}$
mit Regularisierung	0.01221	$0.18 \cdot 10^{-4}$	$0.66 \cdot 10^{-4}$
		H_2O	
	$f^{H_2O,1000}$	$\sigma_{f^{H_2O}}$	Δf^{H_2O}
ohne Regularisierung	0.99818	$0.19 \cdot 10^{-2}$	$0.18 \cdot 10^{-2}$
mit Regularisierung	0.99770	$0.18 \cdot 10^{-2}$	$0.23 \cdot 10^{-2}$

Tabelle 6.1: Zusammenfassung der Genauigkeitsanalyse des Algorithmus. Gemessen wurden die Materialkonzentrationen $f^{*,1000}$ nach 1000 Iterationen in den in Abb. 6.3 exemplarisch eingezeichneten ROIs. Die zugehörigen Standardabweichungen σ_{f^*} geben die Schwankungen in der jeweiligen ROI an, die durch den Vor– und Rück–Projektor induziert werden. Die Werte unter Δf^* geben die Abweichung der Materialanteile von der ground truth $f^{*,0}$ an, gemäß $\Delta f^* = |f^{*,\text{GT}} - f^{*,1000}|$.

risierers werden hohe Frequenzen, wie sie u.a. an den Kontrastprobenrändern im wahren Jodbild auftreten, geglättet. Über das Linienintegral $l_i(E, f) = \sum_{k=1}^{K} \sum_{j=1}^{P} a_{ij} f_j^k \mu^k(E)$ sind die einzelnen Materialbilder f^k jedoch miteinander gekoppelt, wobei der Wert sämtlicher Linienintegrale durch die Messdaten vorgegeben ist. Werden nun beispielsweise Kanten im Jodbild etwas abgeflacht, so würden sich die Werte der Linienintegrale ändern. Die fehlende bzw. überschüssige Schwächung kann nun aber durch eine Anhebung bzw. Absenkung des Materialanteils von Wasser kompensiert werden, d.h. die Kanten des Jodbildes werden dem Wasserbild aufgeprägt. Je stärker die Glättung einer Kante im Jodbild, desto stärker ist die Auswirkung auf das Wasserbild. Abb. 6.6 verdeutlicht den Sachverhalt. Gezeigt ist ein Schnitt durch die ground truth des Jodbildes (Abb. 6.6(a))

vor (blau, durchgezogen) und nach (grün, gestrichelt) einer Glättung, die in diesem
Beispiel durch eine Faltung realisiert wurde. Unter der Vorgabe, dass

$$f_j^{\mathrm{Jod}}\mu^{\mathrm{Jod}}(E) + f_j^{\mathrm{H_2O}}\mu^{\mathrm{H_2O}}(E) = \mathrm{const.} \, , \tag{6.45}$$

findet eine Aufprägung der Kanten des Jodbildes auf das Wasserbild statt, siehe
Abb. 6.6(b). Aufgrund der im betrachteten Energiefenster um ein vielfaches stärkeren
Schwächung von Jod wirken sich bereits kleine Änderungen des Jodbildes stark auf das
Wasserbild aus. Allerdings wird durch den Algorithmus nicht nur das Jodbild, sondern
auch das Wasserbild geglättet. Dadurch werden dem Wasserbild aufgeprägte Kanten
deutlich abgeflacht, aber auch verbreitert, solange sie nicht so ausgeprägt sind, dass
sie vom Regularisierer als solche erkannt und erhalten werden. Dies hat die großflächi-
geren Ränder in Abb. 6.5(b) zur Folge. Aufgrund der Verbreiterung der aufgeprägten
Kanten wurden auch Bildpixel innerhalb der ROIs beeinflusst, die in die Auswertung
der Genauigkeit des Algorithmus eingehen, siehe Abb. 6.3, was die etwas größeren, in
den ROIs gemessenen Abweichungen der rekonstruierten Materialanteile bei aktiver
Regularisierung erklärt.

6.3.2 Rekonstruktion realistischer Simulationsdaten unter Berücksichtigung der Detektorantwort

Methode und Ergebnisse

Nach der Genauigkeitsanalyse sollen nun realistische Simulationsdaten, welche die
Detektorantwort des zählenden Detektors — und damit K–Fluoreszenz, Ladungsübersprechen, Elektronikrauschen und pulse pileup — berücksichtigen, rekonstruiert werden.
Ziel ist die Auswertung der Konvergenzgeschwindigkeit, des Bildeindrucks sowie der
Genauigkeit des Algorithmus in Abhängigkeit von der Position der Zählerschwellen
im Pulsspektrum. Konvergenzgeschwindigkeit bezieht sich dabei auf die Anzahl der
notwendigen Iterationsschritte, um ein gewisses Genauigkeitskriterium zu erfüllen. Nicht
analysiert wurde die benötigte Rechenzeit pro Iterationsschritt, da die Implementierung
des Algorithmus darauf nicht optimiert war.
Die Berechnung der zu rekonstruierenden realistischen Sinogramme fand mit SimSD
statt (siehe Kapitel 3), basierend auf den energieaufgelösten DRASIM–Sinogrammen
aus Abschnitt 6.3.1. Letztere fungierten bei der Berechnung der Detektorantwort als
SpectraLUT. Die Sinogramme wurden nach der Berechnung der Detektorantwort
ebenfalls auf Parallelgeometrie umgerastert und zusätzlich noch einer Linearitätskorrek-

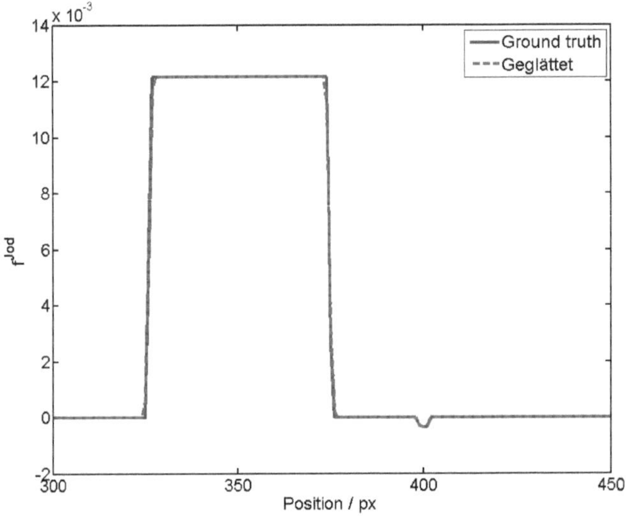

(a) Schnitt durchs Jodbild

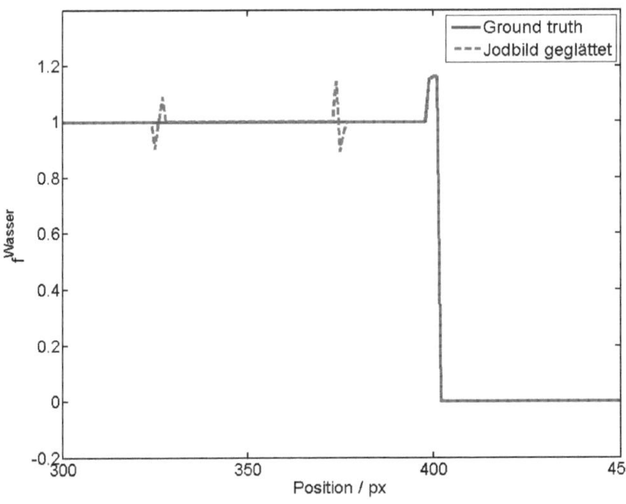

(b) Schnitt durchs Wasserbild

Abbildung 6.6: Illustration der Aufprägung von Kanten des Jodbildes auf das Wasserbild bei $E = 65\,\mathrm{keV}$, vgl. Gleichung (6.45). Dargestellt sind Schnitte durch die Materialbilder, die durch den höchsten Kontrast des in Abb. 6.2 gezeigten Phantoms verlaufen.

tur unterzogen, um pulse pileup Effekte zu kompensieren. Die so präparierten Daten entsprechen den Messdaten N_i^b im Rekonstruktionsformalismus. Initialisiert wurde der Algorithmus mit den Materialbildern, die, wie unter 6.2.2 beschrieben, anhand der FBP–rekonstruierten Messdaten berechnet wurden.

Berücksichtigung der Detektorantwort von PCDs Im Fall eines idealen Detektors konnte aufgrund der Äquivalenz des Röhren– und des Pulsspektrums das aufgeteilte Röhrenspektrum für die Rekonstruktion verwendet werden, vgl. Gl. (6.11). Betrachtet man hingegen einen realistischen Detektor, so muss die Detektorantwortfunktion berücksichtigt werden, wie sie in Kapitel 2, Abschnitt 2.5.3 für die verwendete Detektorgeometrie ermittelt wurde. Der Anteil des Röntgenspektrums $\mathcal{S}^b(E)$, auf welchen ein Energiebin sensitiv ist („Bin–Spektrum"), lässt sich im realistischen Fall anhand der diskretisierten Version von Gleichung (6.10) berechnen

$$\mathcal{S}^b(E) = \sum_m \Sigma(E, E'_m)\, \mathcal{S}(E) \Delta E'_m. \tag{6.46}$$

Abbildung 6.7 (b–d) zeigen die Bin–Spektren für realistische Detektoren mit unterschiedlicher Schwellkonfiguration 6.7(b)-6.7(d) für das vorgefilterte 140 kVp Spektrum.

Bestimmung der Regularisierungsparameter Die Regularisierungsparameter wurden empirisch bestimmt. Um gleichermaßen eine Glättung im Jod– wie auch im Wasserbild zu erreichen, orientieren sich die Werte für die γ^k am Rauschen des jeweiligen Initialbildes. Das Rauschen in den Anfangsbildern wurde dabei folgendermaßen ermittelt. Zuerst wurde für jeden Bildpixel die lokale Standardabweichung in horizontaler, vertikaler und entlang der beiden diagonalen Richtungen abgeschätzt. In die Berechnung jeder der vier richtungsabhängigen Standardabweichungen gehen neben dem betrachteten Pixel selbst die sechs nächsten Nachbarn entlang der jeweiligen Richtung mit ein, vgl. Abb. 6.8. Von diesen vier Standardabweichungen wird jeweils die Niedrigste ausgewählt und als lokales Rauschen dem betrachteten Pixel zugeordnet. Auf diese Weise wird größtenteils vermieden, dass Kanten und gegebenenfalls Streak–Artefakte im jeweiligen Initialbild die Abschätzung des lokalen Rauschens beeinflussen. Der Median all dieser lokalen Rauschwerte eines Initialbildes, skaliert mit einem empirischen Faktor von 0.57, entspricht schließlich dem Wert, der dem jeweiligen γ^k zugeordnet wird.
Theoretisch ist es auch möglich, γ^k für jeden Bildpixel individuell zu wählen, d.h. das lokale Bildrauschen γ_j^k direkt zu verwenden anstelle des Medians. Da das lokale Bildrau-

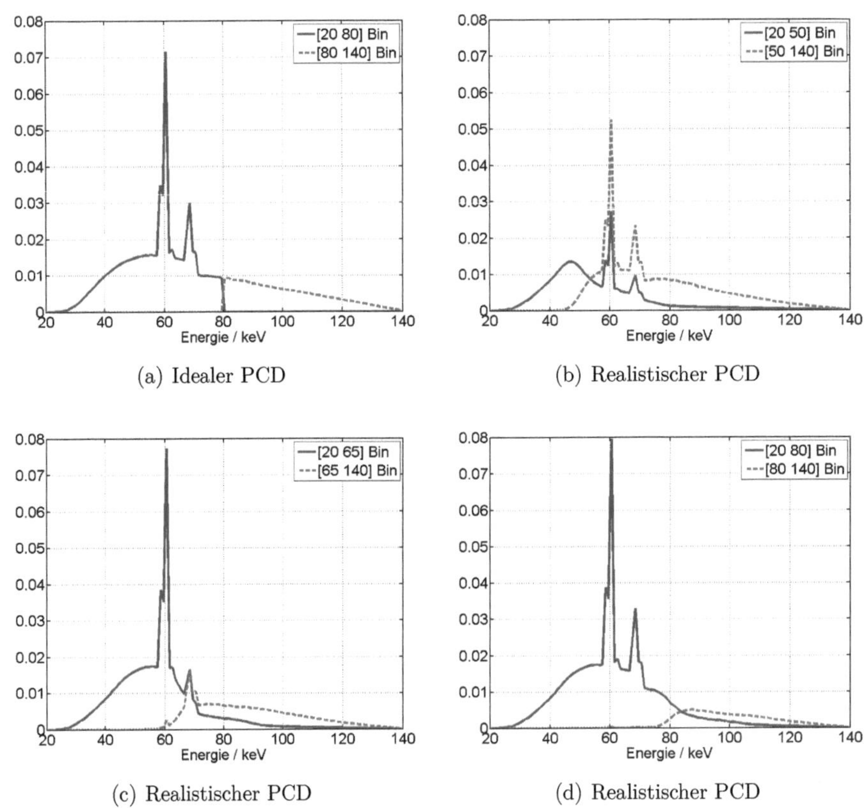

(a) Idealer PCD

(b) Realistischer PCD

(c) Realistischer PCD

(d) Realistischer PCD

Abbildung 6.7: Normiertes Röhrenspektrum, gefiltert mit 0.9 mm Ti und 3.5 mm Al. Zu sehen sind die sensitiven Bereiche des unteren (blau, durchgezogene Linie) und oberen (grün, gestrichelte Linie) Energiebins für einen idealen (a) bzw. realistischen (b–d) zählenden Detektor mit zwei Energieschwellen. Die Energieauflösung in der Abbildung beträgt 1 keV. Die Zählerschwellen liegen bei 20 und 50 keV (b), 20 und 65 keV (c), bzw. 20 und 80 keV (a,d).

schen aufgrund der geringen Statistik – es gehen maximal 7 Pixel in die Berechnung ein – nicht glatt ist, findet jedoch gegenüber den initialen Materialbildern keine Rauschreduktion statt sondern es bleibt im Wesentlichen die ursprüngliche Rauschamplitude erhalten, siehe Anhang, ab Seite 133.

Um nun beide Materialbilder gleichmäßig zu glätten, wurden die β^k so gewählt, dass $\beta^k \cdot \gamma^k = 10^{-5}$. Das bedeutet, je geringer das Rauschen, welches ja proportional zum jeweiligen γ^k ist, desto größer wurde β^k gewählt. Da das Rauschen in den initialen Materialbildern und damit γ von der Auswahl der Energiebins abhängt, wird somit der energieabhängige Einfluss der Basismaterialien auf die gemessenen Sinogramme N_i^b berücksichtigt.

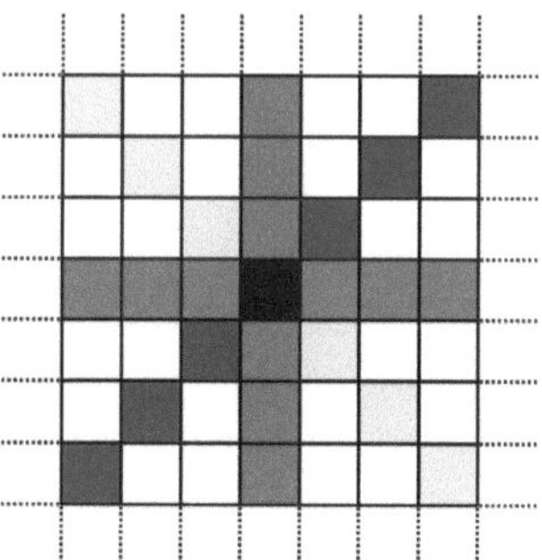

Abbildung 6.8: Illustration der Nachbarpixel, die in die Berechnung des richtungsabhängigen lokalen Bildrauschens für ein betrachtetes Pixel (schwarz) eingehen.

Auswertung der rekonstruierten Materialanteile Untersucht wurde für alle in Abb. 6.7 gezeigten realistischen Bin–Spektren das Konvergenzverhalten bei einer Regularisierung von $\beta^{\text{Jod|Wasser}} \cdot \gamma^{\text{Jod|Wasser}} = 1.00 \cdot 10^{-5}$. Die Auswertung der Genauigkeit der rekonstruierten Materialanteile fand analog zu Abschnitt 6.3.1 in identisch positionierten ROIs statt, vgl. Abb. 6.3. Die normierte Abweichung der Materialanteile von der ground truth $\frac{|f^{*,\text{GT}} - f^{*,(n)}|}{f^{*,\text{GT}}}$, in Abhängigkeit der Anzahl durchgeführter Iterationen (n), ist in den Abbildungen 6.9, 6.10, 6.13 und 6.14 für sämtliche untersuchten Schwellkombinationen dargestellt. Abbildungen 6.11, 6.12, 6.15 und 6.16 zeigen das dazugehörende, in den ROIs ermittelte Bildrauschen. Anzumerken ist, dass das Bildrauschen analog zu Kapitel 4 jeweils in Differenzbildern gemessen wurde, um systematische Fehler zu vermeiden.

Das bedeutet, es wurden je zwei Datensätze, die sich lediglich im Rauschen unterscheiden, separat rekonstruiert und nach der jeweils selben Anzahl durchgeführter Iterationen voneinander subtrahiert, bevor das Rauschen in den entsprechenden ROIs ermittelt wurde. Die ROIs waren im Jodbild im niedrigsten bzw. höchsten Jodkontrast positioniert, analog wie in Abb. 6.3 eingezeichnet. Das in den Differenzbildern gemessene Rauschen wurde gemäß Gaußscher Fehlerfortpflanzung mit einem Faktor $\frac{1}{\sqrt{2}}$ skaliert. Abbildungen 6.17 – 6.19 zeigen typische Dual–Energy–Scatterplots der spektralen Bilder (a) bzw. der Materialbilder (b) auf HU–Skala vor und nach Anwendung des Rekon-

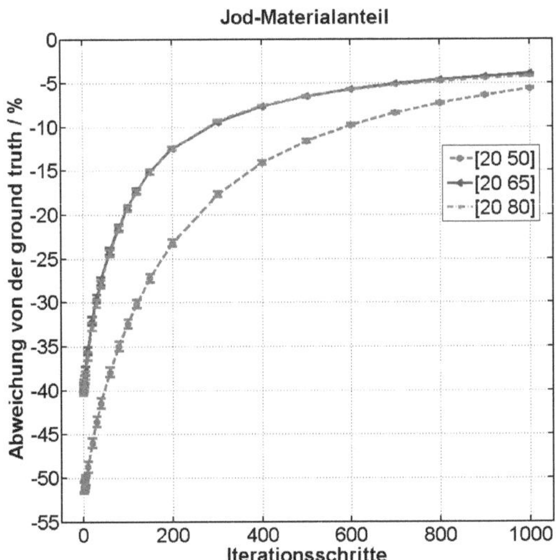

Abbildung 6.9: Normierte Abweichung der geringsten Jodkonzentration von der ground truth $(\Delta f^{\text{Jod}}/f^{\text{GT}})$ in Prozent, evaluiert für die verschiedenen Schwellkonfigurationen innerhalb einer ROI die identisch positioniert war, wie jene in Abb. 6.3(a) (rot, durchgezogen).

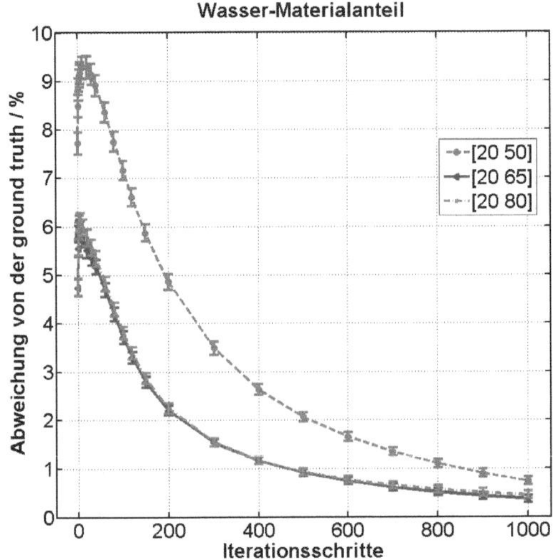

Abbildung 6.10: Normierte Abweichung des Wasseranteils von der ground truth $(\Delta f^{\text{Jod}}/f^{\text{GT}})$ in Prozent, evaluiert für die verschiedenen Schwellkonfigurationen innerhalb einer ROI die identisch positioniert war, wie jene in Abb. 6.3(b) (rot, durchgezogen).

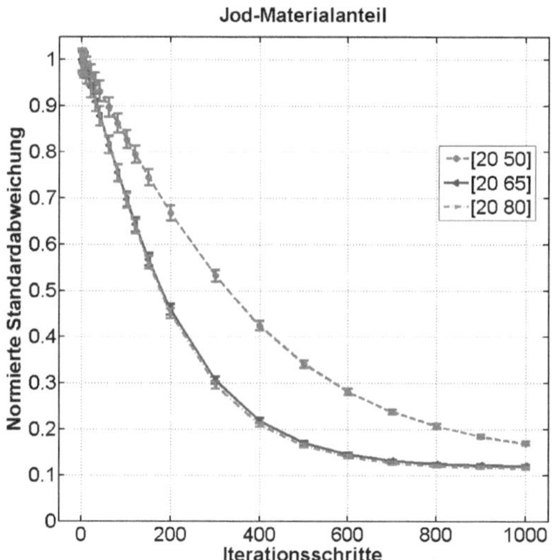

Abbildung 6.11: Normiertes Bildrauschen für die verschiedenen Schwellkonfigurationen, evaluiert innerhalb einer ROI die identisch positioniert war, wie jene in Abb. 6.3(a) (rot, durchgezogen). Normiert wurde auf das Bildrauschen des initialen Materialbildes für die jeweilige Schwellkombination.

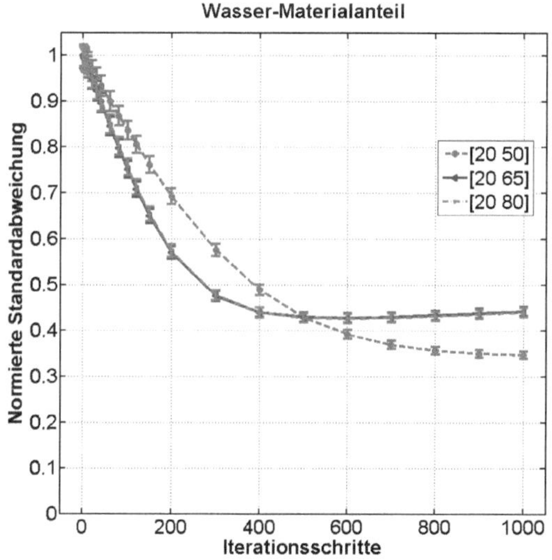

Abbildung 6.12: Normiertes Bildrauschen für die verschiedenen Schwellkonfigurationen, evaluiert innerhalb einer ROI die identisch positioniert war, wie jene in Abb. 6.3(b) (rot, durchgezogen). Normiert wurde auf das Bildrauschen des initialen Materialbildes für die jeweilige Schwellkombination.

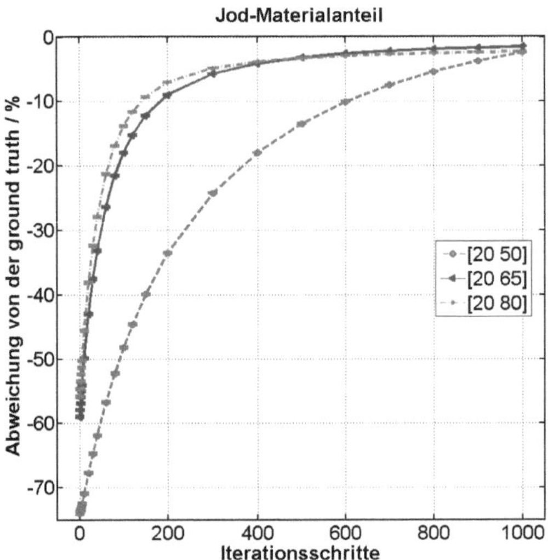

Abbildung 6.13: Normierte Abweichung der höchsten Jodkonzentration von der ground truth $(\Delta f^{\mathrm{Jod}}/f^{\mathrm{GT}})$ in Prozent, evaluiert für die verschiedenen Schwellkonfigurationen innerhalb einer ROI die identisch positioniert war, wie jene in Abb. 6.3(a) (blau, gestrichelt).

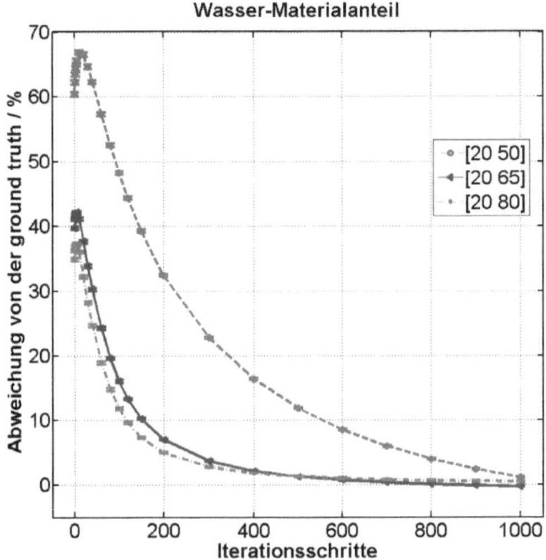

Abbildung 6.14: Normierte Abweichung des Wasseranteils von der ground truth $(\Delta f^{\mathrm{Jod}}/f^{\mathrm{GT}})$ in Prozent, evaluiert für die verschiedenen Schwellkonfigurationen innerhalb einer ROI die identisch positioniert war, wie jene in Abb. 6.3(b) (blau, gestrichelt).

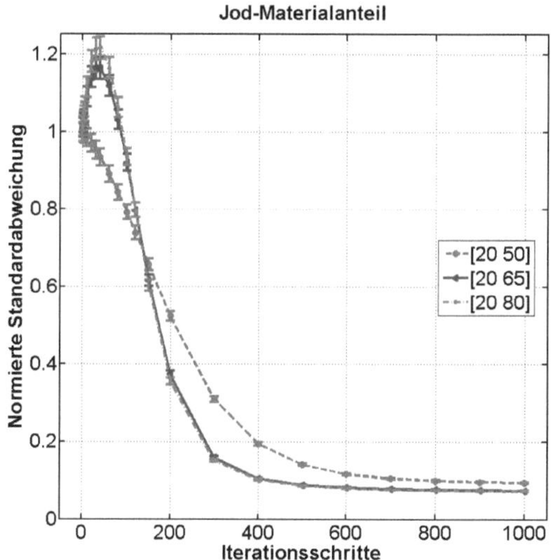

Abbildung 6.15: Normiertes Bildrauschen für die verschiedenen Schwellkonfigurationen, evaluiert innerhalb einer ROI die identisch positioniert war, wie jene in Abb. 6.3(a) (blau, gestrichelt). Normiert wurde auf das Bildrauschen des initialen Materialbildes für die jeweilige Schwellkombination.

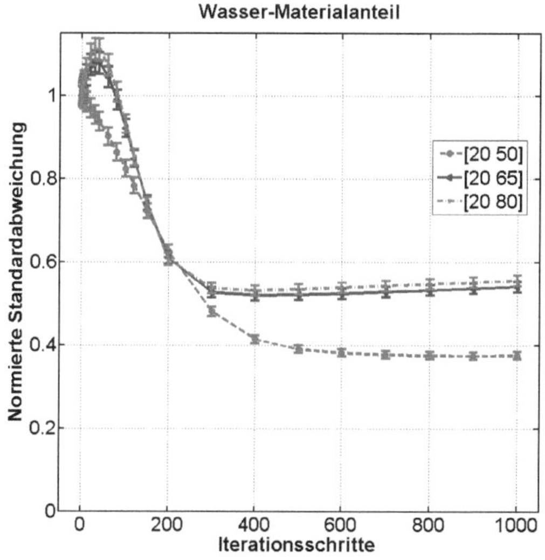

Abbildung 6.16: Normiertes Bildrauschen für die verschiedenen Schwellkonfigurationen, evaluiert innerhalb einer ROI die identisch positioniert war, wie jene in Abb. 6.3(b) (blau, gestrichelt). Normiert wurde auf das Bildrauschen des initialen Materialbildes für die jeweilige Schwellkombination.

struktionsalgorithmus. Die HU–Werte der spektralen Bilder für das verwendete $140\,\mathrm{kVp}$ Röhrenspektrum wurden dabei durch Umstellen von Gleichung (6.41) berechnet

$$HU_j^b = \frac{\mu_j^b - \mu^{\mathrm{H_2O},b}}{\mu^{\mathrm{H_2O},b}} \cdot 1000, \tag{6.47}$$

mit

$$\mu_j^b = \frac{\int_{E_{\min}^b}^{E_{\max}^b} \sum_k f_j^k \mu^k(E) \mathcal{S}^b(E)\mathrm{d}E}{\int_{E_{\min}^b}^{E_{\max}^b} \mathcal{S}^b(E)\mathrm{d}E}. \tag{6.48}$$

Um die Erhaltung der Kanten durch den Regularisierer qualitativ zu untersuchen, wurden Schnittbilder durch die initialen Materialbilder sowie die finalen Materialbilder nach 1000 Iterationen generiert. Die Schnittbilder sind in Abb. 6.20 zu sehen.

Diskussion

Global lässt sich aussagen, dass die Wahl der zweiten Ableitung von $h_i^b(E, l_i)$ als Krümmung valide scheint, da der Algorithmus in allen untersuchten Fällen konvergiert. Wie vermutet, zeigt sich eine gewisse Abhängigkeit der Konvergenzgeschwindigkeit von der Wahl der Zählerschwellen. Während sich für die Kombinationen $20|65\,\mathrm{keV}$ und $20|80\,\mathrm{keV}$ ein vergleichbares Konvergenzverhalten beobachten lässt (siehe Abbildungen 6.9, 6.10, 6.13 und 6.14), konvergiert der Algorithmus für die Schwellkombination $20|50\,\mathrm{keV}$

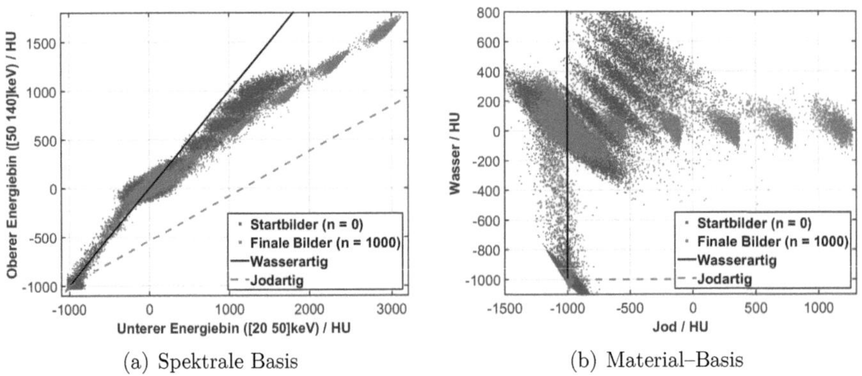

(a) Spektrale Basis　　　　　(b) Material–Basis

Abbildung 6.17: Dual–Energy–Scatterplot für die Energiebin–Kombination [20 50] keV und [50 140] keV auf HU–Skala. Blaue Datenpunkte: Scatterplot der Initialdaten; grüne Datenpunkte: Scatterplot der finalen Daten nach 1000 Iterationen.

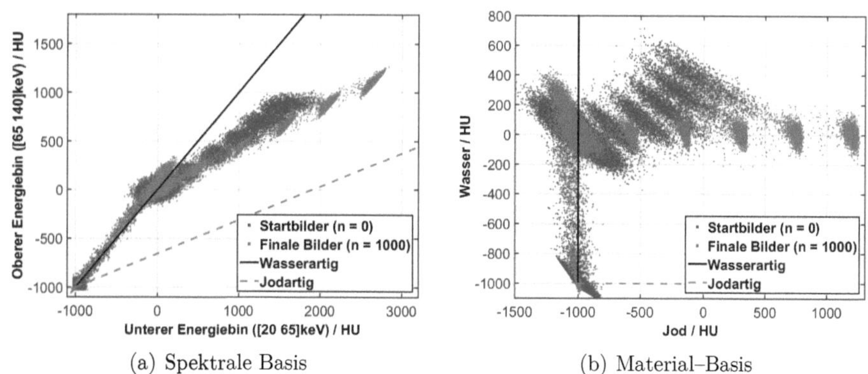

(a) Spektrale Basis　　　　　(b) Material–Basis

Abbildung 6.18: Dual–Energy–Scatterplot für die Energiebin–Kombination [20 65] keV und [65 140] keV auf HU–Skala. Blaue Datenpunkte: Scatterplot der Initialdaten; grüne Datenpunkte: Scatterplot der finalen Daten nach 1000 Iterationen.

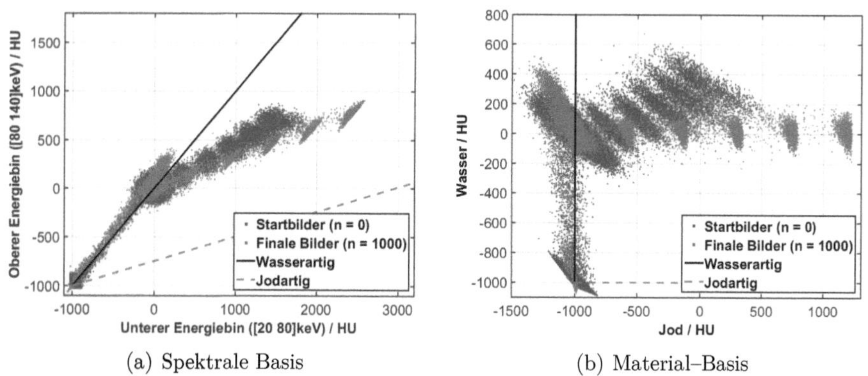

(a) Spektrale Basis　　　　　(b) Material–Basis

Abbildung 6.19: Dual–Energy–Scatterplot für die Energiebin–Kombination [20 80] keV und [80 140] keV auf HU–Skala. Blaue Datenpunkte: Scatterplot der Initialdaten; grüne Datenpunkte: Scatterplot der finalen Daten nach 1000 Iterationen.

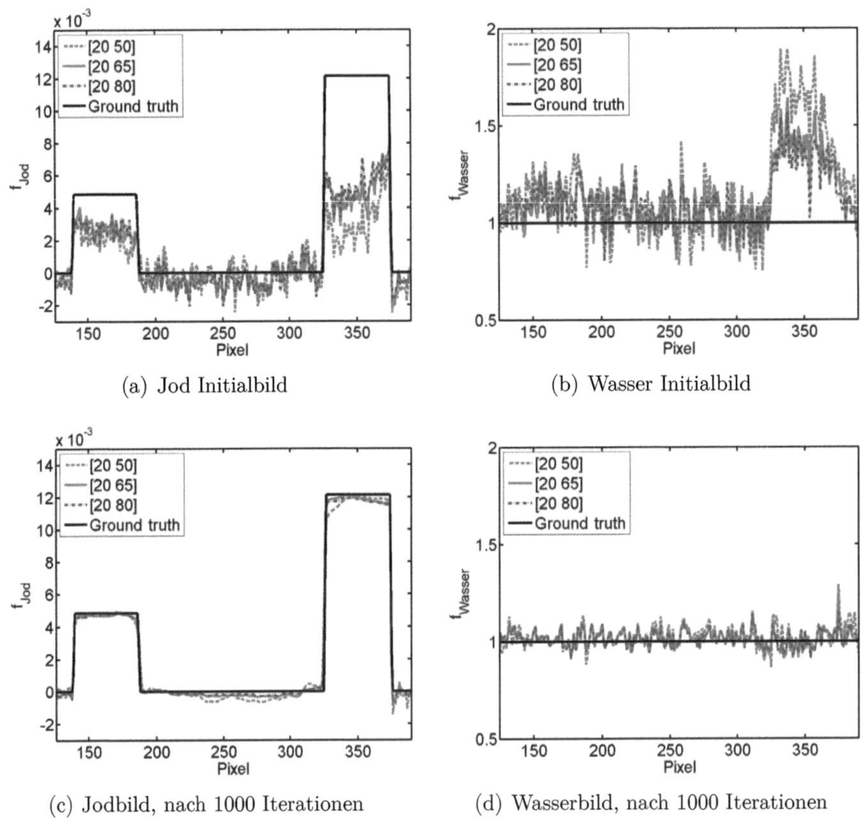

(a) Jod Initialbild

(b) Wasser Initialbild

(c) Jodbild, nach 1000 Iterationen

(d) Wasserbild, nach 1000 Iterationen

Abbildung 6.20: Schnittbilder durch den zweitniedrigsten und den höchsten Kontrast im Jodbild (a,c) bzw. durch das Wasserbild (b,d) für alle untersuchten Zählerschwellen–Konfigurationen.

deutlich langsamer. Dies liegt einerseits an der reduzierten Trennbarkeit der Teilspektren $S^b(E)$ der beiden Energiebins, vgl. Abb.6.7(b), andererseits aber auch an den schlechteren Initialbildern, die letztlich wiederum bedingt sind durch das starke Überlappen der Teilspektren. Generell zeichnet sich ab (vgl. auch Abbildungen 6.17-6.19 und 6.20), dass der Algorithmus Strahlaufhärtungsartefakte sehr gut korrigiert und eine quantitative Bestimmung der Materialanteile möglich ist, sofern die Materialbasis passend gewählt ist.

Mit der getroffenen Wahl der Regularisierungsparameter ließ sich zudem in allen Fällen eine signifikante Rauschreduktion in beiden Materialbildern erreichen. Die Kantenerhaltung und damit die Erhaltung der Bildschärfe funktioniert gut, vgl. Abb. 6.20. Eine direkte Abhängigkeit der Kantenerhaltung von der Wahl der Zählerschwellen ist nicht erkennbar, man beachte die Kanten in Abb. 6.20 (c) im höchsten Jodkontrast für die Schwellkombination $20|80\,\mathrm{keV}$ und Schwellkombination $20|65\,\mathrm{keV}$. Eine indirekte Abhängigkeit ist jedoch durch die schwellenabhängige Trennbarkeit der Teilspektren und die davon abhängende Konvergenzgeschwindigkeit des Algorithmus gegeben; siehe die weichere Kante in Abb. 6.20 (c) im höchsten Jodkontrast für die Schwellkombination $20|50\,\mathrm{keV}$.

Der Bildeindruck der rekonstruierten Bilder, vgl. Abb. 6.21, ist zumindest für das Wasserbild vergleichbar mit CT–Bildern klinischer CT–Scanner. Im Jodbild bewirkt die Regularisierung mit den gewählten Parametern jedoch eine starke lokale Weichzeichnung im Innern des Phantoms. Eine weniger starke Regularisierung könnte in diesem Fall den Bildeindruck verbessern, hätte allerdings ein erhöhtes Bildrauschen zur Konsequenz. Letztlich entscheidet die klinische Aufgabenstellung, ob die Priorität auf geringem Bildrauschen oder dem gewohnten Bildeindruck liegt.

6.4 Zusammenfassung

Es wurde ein iterativer statistischer Bildrekonstruktionsalgorithmen vorgestellt, der durch sukzessive Approximation der konvexen negativen logarithmischen Wahrscheinlichkeitsfunktion mit paraboloiden Ersatzfunktionen eine direkte Rekonstruktion von Materialanteilen von spektral aufgelösten Sinogrammdaten gestattet. Durch die Berücksichtigung der Poissonstatistik, welcher die Emission und Absorption von Röntgenstrahlung genügt, ließ sich zusammen mit der gewählten Regularisierungsfunktion eine deutliche Reduktion des Bildrauschen in den Materialbildern erzielen, bei gleichzeitig qualitativ guter Erhaltung von Objektkanten. Der Algorithmus berücksichtigt inhärent die Polychromie der Röntgenstrahlung, mit denen die Sinogrammdaten erzeugt wurden und sorgt somit implizit für eine Korrektur von Strahlaufhärtungsartefakten für Basismaterialien. Im Vergleich zu bisherigen Arbeiten [LV08] ist der Algorithmus nicht auf zwei spektrale Datensätze bzw. Basismaterialien limitiert, parallelisierbar und die Materialbilder werden simultan aktualisiert. Abgesehen davon wurde der Algorithmus speziell auf die Rekonstruktion von Datensätzen quantenzählender Detektoren zugeschnitten und berücksichtigt über die Detektorantwort auftretende Effekte wie K–Fluoreszenz und Ladungsübersprechen. Es konnte gezeigt werden, dass bereits bei einer internen Energieauflösung des Algorithmus von $5\,\mathrm{keV}$ bezüglich der Genauigkeit der rekonstruierten Materialanteile sehr gute Resultate erzielt werden können. Abweichungen liegen nach Konvergenz des Algorithmus in derselben Größenordnung wie Ungenauigkeiten, die durch den Vorwärts-

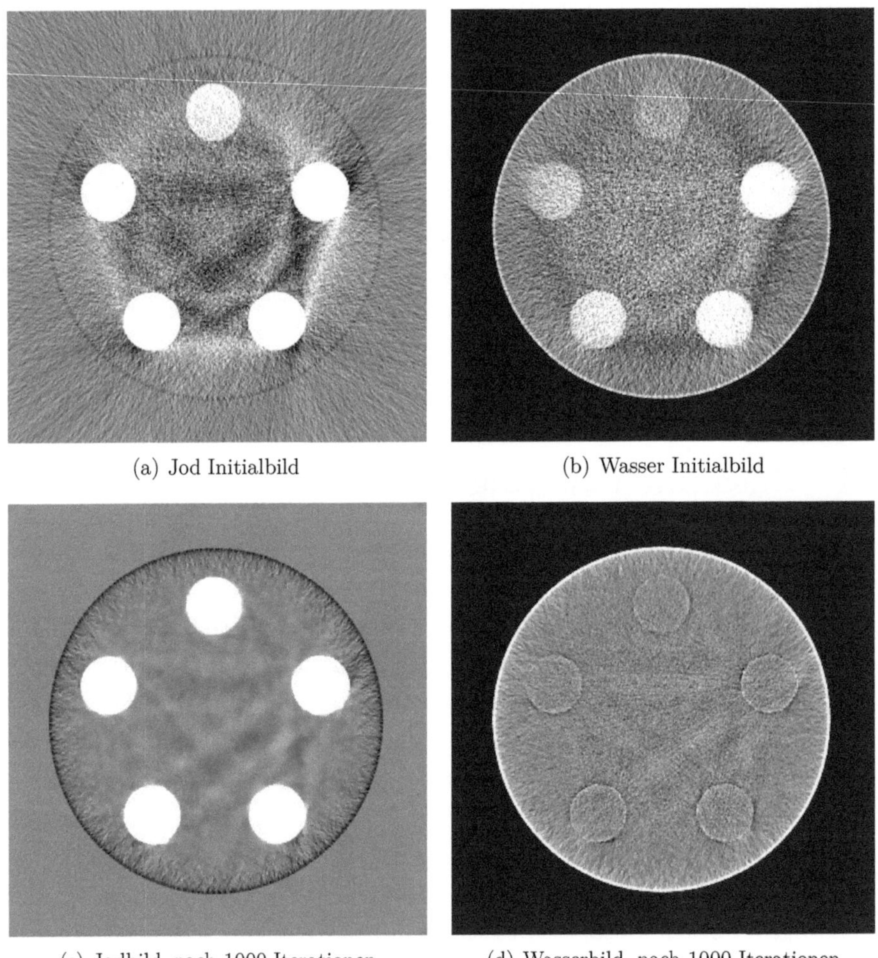

(a) Jod Initialbild

(b) Wasser Initialbild

(c) Jodbild, nach 1000 Iterationen

(d) Wasserbild, nach 1000 Iterationen

Abbildung 6.21: Initiale Materialanteile (a,b) sowie finale Materialanteile nach 1000 Iterationen (c,d). Rekonstruiert wurden Datensätze des realistischen PCDs mit Zählerschwellen bei $20\,\mathrm{keV}$ und $80\,\mathrm{keV}$. Die Fensterung beträgt für die Jodbilder $C = 0$, $W = 3 \cdot 10^{-3}$, für die Wasserbilder $C = 1$, $W = 0.4$.

und Rückprojektor induziert sind. Des Weiteren konnte nachgewiesen werden, dass die Konvergenzgeschwindigkeit des Algorithmus im Fall der Rekonstruktion von Datensätzen quantenzählender Detektoren von deren spektraler Sensitivität abhängt.

Zusammenfassung und Ausblick

In dieser Arbeit wurden verschiedene Aspekte quantenzählender Detektoren beleuchtet und ihr Nutzen für die klinische Computertomographie untersucht. Kapitel 1 gibt neben einem kurzen historischen Abriss von der Entdeckung der Röntgenstrahlung bis zur modernen Dual–Energy–Bildgebung einen Überblick über den Aufbau der Arbeit.

Kapitel 2 führt in die physikalischen Grundlagen der Computertomographie ein. Neben dem grundsätzlichen Aufbau von Computertomographen werden die relevanten fundamentalen Wechselwirkungsarten von Röntgenstrahlung mit Materie vorgestellt. Der Schwerpunkt liegt jedoch auf der Physik quantenzählender Detektoren. Es wurden sämtliche wesentlichen Prozesse beleuchtet, von der Absorption von Röntgenquanten im Halbleitermaterial des Detektors bis zum finalen Signal in der Ausleseelektronik. Besonderes Augenmerk lag auf der Energieauflösung zählender Detektoren unter Berücksichtigung auflösungsmindernder Effekte wie K–Fluoreszenz, Ladungsübersprechen, pulse pileup und Elektronikrauschen.

In Kapitel 3 werden die Simulationsprogramme vorgestellt, die in den darauffolgenden Studien häufig zu Anwendung kamen. Diese Simulationsprogramme sind Arbeiten Dritter und wurden nicht im Rahmen dieser Promotion erstellt. Mit den Programmen war es möglich, CT–Scans für verschiedene Detektorsysteme und –geometrien virtuell nachzustellen. Zusätzlich zur Simulation bestand die Möglichkeit der Durchführung von Messungen an einem realen Prototyp–System. Dieses System vereint auf derselben Gantry zwei Quelle–Detektor–Systeme, eines mit einem integrierenden Detektor ausgestattet, das andere mit einem zählenden Detektor. Mit diesem Prototyp–Scanner war es möglich, die in Kapitel 4 und 5 gewonnenen Simulationsergebnisse experimentell zu validieren.

Aufbauend auf den Erkenntnissen des 2. Kapitels bezüglich der unterschiedlichen Auswirkung des Elektronikrauschens auf das detektierte Signal von Energie–integrierenden und zählenden Sensoren, wird dessen Einfluss auf die Bildqualität in Kapitel 4 untersucht. Besonders bei geringen Signalstärken, d.h. im Fall geringer Strahlendosis, erhöht das Elektronikrauschen in integrierenden Detektoren das Bildrauschen signifikant. Im Gegensatz dazu wirkt sich das Elektronikrauschen in zählenden Detektoren nicht merklich auf das Bildrauschen aus. Der daraus resultierende Nutzen quantenzählender Detektoren wird in diesem Kapitel für Scans verschiedener Körperbereiche anhand einer Simulationsstudie herausgearbeitet. Durch Vergleichsmessungen am in Kapitel 3 vorgestellten Prototyp–Scanner konnte das Fehlen des Elektronikrauschens im Signal zählender Detektoren experimentell belegt werden. Eine mögliche Folgestudie könnte weitere klinische Routinen identifizieren, deren Bildrauschen vorwiegend durch das Elektronikrauschen konventioneller Detektoren limitiert sind.

Kapitel 5 befasst sich mit der in PCDs zusätzlich verfügbaren spektralen Information. Diese wird ausgenutzt, um Grauskalenbilder aus den energieaufgelösten Daten zu generieren, die eine verbesserte Bildqualität aufweisen. Dazu werden die energieaufgelösten Daten gewichtet aufaddiert, wobei sich die Gewichtung der einzelnen Datensätze nach der konkreten Zielsetzung richten. In dieser Studie lag der Fokus auf der Minimierung des Rauschens im Grauskalenbild, bzw. der Maximierung des CNR für ausgewählte Kontrastproben. Die untersuchte Methode baut jedoch im Gegensatz zu bisherigen Veröffentlichungen [Sch09, HWCW12] auf realistischen Simulationsdaten sowie realen Datensätzen zählender Detektoren auf. Eine signifikante Reduzierung des Bildrauschens konnte nicht belegt werden, jedoch eine Verbesserung des CNR aufgrund gesteigerter Kontraste. Es konnte zudem abgeleitet werden, dass im Fall eines realistischen zählenden Detektors vier bis sechs Komparatorschwellen in der Ausleseelektronik ausreichen, um die zugängliche spektrale Information weitestgehend abzuschöpfen. Dies gilt jedoch im strengen Sinne nur für die in dieser Studie gewählte Detektorgeometrie, da das spektrale Auflösungsvermögen stark vom jeweiligen Detektordesign geprägt ist. Eine interessante Fortsetzung der Studie könnte den Einfluss des Röhrenspektrums sowie dessen Vorfilterung auf den Zugewinn an CNR evaluieren. Eine sinogrammbasierte Gewichtung scheint hingegen der bildbasierten Methode unterlegen zu sein, da Strahlaufhärtungsartefakte hierbei verstärkt werden [Sch09].

Der Kern dieser Arbeit wird in Kapitel 6 vorgestellt. Dieses Kapitel befasst sich mit der iterativen statistischen Rekonstruktion von spektral aufgelösten Datensätzen wie sie quantenzählende Detektoren bereitstellen. Die Datensätze eines Scans werden dabei nicht direkt und unabhängig voneinander rekonstruiert. Vielmehr wird ausgenutzt, dass die einzelnen Datensätze unterschiedliche spektrale Information tragen. Diese wird ver-

wendet, um abhängig von der gewählten Materialbasis direkt von den Rohdaten Bilder der Materialanteile zu rekonstruieren. Materialien, die keinem der gewählten Basismaterialien entsprechen, werden als Linearkombination der Basismaterialien dargestellt. Die Implementierung des Algorithmus berücksichtigt zudem die Polychromie der Strahlung aus Röntgenröhren, wie sie in der klinischen CT zum Einsatz kommen und vermeidet damit immanent das Auftreten von Strahlaufhärtungsartefakten für Basismaterialien. Setzt sich das gescannte Objekt vollständig aus Basismaterialen zusammen, so sind die rekonstruierten Materialanteile quantitativ, d.h. es ist möglich, auf ihrer Grundlage nachträglich Grauskalenbilder auf HU–Skala für beliebige Röntgenspektren zu berechnen. Zudem ist der Algorithmus parallelisierbar und eignet sich für eine Implementierung auf Grafikkarten. Die Konvergenz und Funktionalität des Algorithmus konnte in Kapitel 6 gezeigt werden. Mögliche Ansatzpunkte für eine Erweiterung der Arbeit böten die Untersuchung der Existenz einer optimalen Krümmung im Sinne von [EF99] bei gelockerter Positivitätsbedingung sowie ein Vergleich hinsichtlich der benötigten Rechenzeit mit anderen iterativen Rekonstruktionsverfahren. Auch eine Untersuchung des Einflusses der Vorfilterung auf die Trennbarkeit der Teilspektren, und damit auf die Konvergenzgeschwindigkeit, bei fixer Position der Zählerschwellen, wäre denkbar.
Die vorgestellten Studien nutzten gezielt Vorteile quantenzählender Detektoren gegenüber gewöhnlichen Energie–integrierenden Detektoren, um die klinische Bildgebung zu verbessern. Dabei bekräftigen sie das Potential spektraler Computertomographie mit quantenzählenden Detektoren und maßgeschneiderten, polychromatischen Rekonstruktionsalgorithmen.

Anhang

Anhang zu Kapitel 5

Die nachfolgenden Tabellen 1 bis 5 enthalten die Ergebnisse der Optimierung der Schwellenpositionen aus Kapitel 5 für das untersuchte 120–kVp–Spektrum für alle untersuchten Materialien.

Eisen, 20 cm Zylinder, Optimierung der Schwellbilder			
N	**THLs / keV**	**Gewichte**	$\frac{CNR_N^2}{CNR_1^2}$
1	20	1.00	1.00
2	25 65	1.27 -0.27	1.10 ± 0.026
3	25 55 70	1.41 -0.26 -0.03	1.12 ± 0.026
4	20 30 50 70	0.64 0.89 -0.37 -0.16	1.14 ± 0.027
5	20 25 30 50 70	0.41 0.52 -0.60 -0.37 -0.16	1.15 ± 0.027
6	20 25 30 50 60 75	0.42 0.50 0.61 -0.28 -0.15 -0.10	1.16 ± 0.027

Eisen, 20 cm Zylinder, Optimierung der Binbilder			
N	**Bins / keV**	**Gewichte**	$\frac{CNR_N^2}{CNR_1^2}$
1	20-120	1.00	1.00
2	25-65 65-120	0.38 0.62	1.11 ± 0.026
3	25-50 50-70 70-120	0.20 0.25 0.55	1.13 ± 0.027
4	20-30 30-50 50-70 70-120	0.03 0.17 0.25 0.55	1.16 ± 0.027
5	20-25 25-30 30-50 50-70 70-120	0.01 0.02 0.17 0.25 0.55	1.17 ± 0.027
6	20-25 25-30 30-50 50-60 60-75 75-120	0.01 0.02 0.17 0.12 0.18 0.50	1.17 ± 0.027

Eisen, 30 cm Zylinder, Optimierung der Schwellbilder			
N	**THLs / keV**	**Gewichte**	$\frac{CNR_N^2}{CNR_1^2}$
1	25	1.00	1.00
2	25 65	1.34 -0.34	1.13 ± 0.08
3	30 55 80	1.59 -0.45 -0.14	1.16 ± 0.08
4	20 30 55 80	0.50 1.05 -0.42 -0.13	1.19 ± 0.08
5	20 30 55 65 80	0.49 1.06 -0.30 -0.15 -0.10	1.20 ± 0.08
6	20 30 35 55 65 80	0.49 0.70 0.39 -0.33 -0.15 -0.10	1.20 ± 0.08

Eisen, 30 cm Zylinder, Optimierung der Binbilder			
N	**Bins / keV**	**Gewichte**	$\frac{CNR_N^2}{CNR_1^2}$
1	25-120	1.00	1.00
2	25-65 65-120	0.40 0.60	1.14 ± 0.08
3	30-55 55-80 80-120	0.25 0.32 0.43	1.17 ± 0.08
4	20-30 30-55 55-80 80-120	0.02 0.24 0.31 0.43	1.20 ± 0.08
5	20-30 30-55 55-65 65-80 80-120	0.02 0.24 0.14 0.17 0.43	1.21 ± 0.08
6	20-30 30-45 45-55 55-65 65-80 80-120	0.02 0.10 0.14 0.14 0.17 0.43	1.22 ± 0.08

Tabelle 1: Beste Schwellenpositionen für einen Detektor mit bis zu 6 Zählern und die jeweiligen Mischgewichte zur Verbesserung des CNR^2 in Mischbildern bei Verwendung von Eisen als Kontrastmittel. Die obere Tabellenhälfte enthält die Ergebnisse für ein zylindrisches Phantom mit 30 cm Durchmesser, die untere Hälfte jene für ein 20 cm Phantom. In allen Fällen sind die CNR^2-Angaben auf den jeweiligen CNR^2-Wert für einen Sensor mit nur einem Zähler normiert.

N	THLs / keV	Gewichte	$\frac{CNR_N^2}{CNR_1^2}$
	Jod, 20 cm Zylinder, Optimierung der Schwellbilder		
1	20	1.00	1.00
2	25 70	1.22 -0.22	1.09 ± 0.010
3	20 25 70	0.48 0.73 -0.21	1.11 ± 0.011
4	20 30 55 70	0.62 0.78 -0.24 -0.16	1.13 ± 0.011
5	20 25 30 55 70	0.43 0.44 0.53 -0.24 -0.16	1.13 ± 0.011
6	20 25 35 50 60 75	0.42 0.43 0.54 -0.24 -0.12 -0.03	1.14 ± 0.011

N	Bins / keV	Gewichte	$\frac{CNR_N^2}{CNR_1^2}$
	Jod, 20 cm Zylinder, Optimierung der Binbilder		
1	20-120	1.00	1.00
2	25-70 70-120	0.44 0.56	1.20 ± 0.011
3	25-60 60-75 75-120	0.31 0.19 0.50	1.22 ± 0.012
4	20-30 30-55 55-70 70-120	0.02 0.23 0.20 0.55	1.25 ± 0.012
5	20-25 25-35 35-55 55-70 70-120	0.01 0.04 0.20 0.20 0.55	1.26 ± 0.012
6	20-25 25-35 35-50 50-60 60-75 75-120	0.01 0.04 0.14 0.13 0.19 0.49	1.27 ± 0.012

N	THLs / keV	Gewichte	$\frac{CNR_N^2}{CNR_1^2}$
	Jod, 30 cm Zylinder, Optimierung der Schwellbilder		
1	20	1.00	1.00
2	25 65	1.32 -0.32	1.11 ± 0.015
3	20 30 65	0.59 0.75 -0.34	1.13 ± 0.016
4	20 30 60 75	0.58 0.82 -0.27 -0.13	1.15 ± 0.016
5	20 30 55 65 85	0.57 0.89 -0.19 -0.21 -0.06	1.15 ± 0.016
6	20 30 35 55 65 85	0.60 0.57 0.31 -0.22 -0.18 -0.08	1.16 ± 0.016

N	Bins / keV	Gewichte	$\frac{CNR_N^2}{CNR_1^2}$
	Jod, 30 cm Zylinder, Optimierung der Binbilder		
1	20-120	1.00	1.00
2	25-65 65-120	0.39 0.61	1.17 ± 0.016
3	20-30 30-65 65-120	0.02 0.37 0.61	1.20 ± 0.017
4	20-30 30-60 60-75 75-120	0.02 0.30 0.20 0.48	1.22 ± 0.017
5	20-30 30-55 55-65 65-75 75-120	0.02 0.23 0.15 0.12 0.48	1.23 ± 0.017
6	20-25 25-30 30-55 55-65 65-75 75-120	0.01 0.01 0.23 0.15 0.12 0.48	1.23 ± 0.017

Tabelle 2: Beste Schwellenpositionen für einen Detektor mit bis zu 6 Zählern und die jeweiligen Mischgewichte zur Verbesserung des CNR^2 in Mischbildern bei Verwendung von Jod als Kontrastmittel. Die obere Tabellenhälfte enthält die Ergebnisse für ein zylindrisches Phantom mit 30 cm Durchmesser, die untere Hälfte jene für ein 20 cm Phantom. In allen Fällen sind die CNR^2-Angaben auf den jeweiligen CNR^2-Wert für einen Sensor mit nur einem Zähler normiert.

Gadolinium, 20 cm Zylinder, Optimierung der Schwellbilder			
N	**THLs / keV**	**Gewichte**	$\frac{CNR_N^2}{CNR_1^2}$
1	25	1.00	1.00
2	25 70	1.17 -0.17	1.06 ± 0.010
3	25 30 70	0.80 0.38 -0.18	1.07 ± 0.010
4	20 25 30 70	0.31 0.49 0.37 -0.17	1.07 ± 0.010
5	20 25 50 60 75	0.35 0.68 0.24 -0.15 -0.12	1.08 ± 0.010
6	20 25 50 60 70 85	0.34 0.69 0.24 -0.12 -0.12 -0.03	1.08 ± 0.010

Gadolinium, 20 cm Zylinder, Optimierung der Binbilder			
N	**Bins / keV**	**Gewichte**	$\frac{CNR_N^2}{CNR_1^2}$
1	25-120	1.00	1.00
2	25-75 75-120	0.48 0.52	1.15 ± 0.011
3	25-50 50-70 70-120	0.14 0.28 0.58	1.17 ± 0.011
4	25-50 50-65 65-75 75-120	0.14 0.21 0.13 0.52	1.19 ± 0.011
5	20-25 25-50 50-65 65-75 75-120	0.01 0.13 0.21 0.13 0.52	1.20 ± 0.011
6	20-25 25-50 50-60 60-70 70-85 85-120	0.01 0.13 0.14 0.14 0.15 0.43	1.20 ± 0.011

Gadolinium, 30 cm Zylinder, Optimierung der Schwellbilder			
N	**THLs / keV**	**Gewichte**	$\frac{CNR_N^2}{CNR_1^2}$
1	25	1.00	1.00
2	25 70	1.21 -0.21	1.08 ± 0.013
3	20 30 70	0.50 0.72 -0.22	1.10 ± 0.013
4	20 30 65 85	0.48 0.78 -0.20 -0.06	1.11 ± 0.013
5	20 30 65 75 85	0.49 0.78 -0.16 -0.07 -0.04	1.11 ± 0.013
6	20 30 35 55 65 85	0.60 0.57 0.31 -0.22 -0.18 -0.08	1.16 ± 0.013

Gadolinium, 30 cm Zylinder, Optimierung der Binbilder			
N	**Bins / keV**	**Gewichte**	$\frac{CNR_N^2}{CNR_1^2}$
1	25-120	1.00	1.00
2	25-75 75-120	0.49 0.51	1.15 ± 0.013
3	20-30 30-75 75-120	0.02 0.47 0.51	1.17 ± 0.014
4	25-50 50-65 65-75 75-120	0.14 0.22 0.13 0.51	1.18 ± 0.014
5	20-30 30-50 50-65 65-75 75-120	0.02 0.13 0.22 0.12 0.51	1.19 ± 0.014
6	20-30 30-50 50-60 60-65 65-75 75-120	0.02 0.13 0.14 0.08 0.12 0.51	1.20 ± 0.014

Tabelle 3: Beste Schwellenpositionen für einen Detektor mit bis zu 6 Zählern und die jeweiligen Mischgewichte zur Verbesserung des CNR^2 in Mischbildern bei Verwendung von Gadolinium als Kontrastmittel. Die obere Tabellenhälfte enthält die Ergebnisse für ein zylindrisches Phantom mit 30 cm Durchmesser, die untere Hälfte jene für ein 20 cm Phantom. In allen Fällen sind die CNR^2-Angaben auf den jeweiligen CNR^2-Wert für einen Sensor mit nur einem Zähler normiert.

| | Wolfram, 20 cm Zylinder, Optimierung der Schwellbilder | | |
N	**THLs / keV**	**Gewichte**	$\frac{CNR_N^2}{CNR_1^2}$
1	25	1.00	1.00
2	20 70	0.86 0.14	1.03 ± 0.010
3	20 30 70	0.56 0.42 0.12	1.05 ± 0.010
4	20 30 70 85	0.56 0.33 0.17 -0.06	1.06 ± 0.010
5	20 35 55 70 85	0.61 0.36 -0.11 0.20 -0.06	1.06 ± 0.010
6	20 35 55 65 70 85	0.61 0.36 -0.16 0.10 0.14 -0.06	1.07 ± 0.010

| | Wolfram, 20 cm Zylinder, Optimierung der Binbilder | | |
N	**Bins / keV**	**Gewichte**	$\frac{CNR_N^2}{CNR_1^2}$
1	25-120	1.00	1.00
2	20-70 70-120	0.32 0.68	1.05 ± 0.010
3	20-70 70-90 90-120	0.32 0.23 0.45	1.09 ± 0.010
4	20-30 30-70 70-90 90-120	0.02 0.30 0.23 0.45	1.10 ± 0.011
5	20-35 35-55 55-70 70-90 90-120	0.04 0.14 0.15 0.23 0.44	1.11 ± 0.011
6	20-25 25-35 35-55 55-70 70-90 90-120	0.01 0.03 0.14 0.15 0.23 0.44	1.11 ± 0.011

| | Wolfram, 30 cm Zylinder, Optimierung der Schwellbilder | | |
N	**THLs / keV**	**Gewichte**	$\frac{CNR_N^2}{CNR_1^2}$
1	25	1.00	1.00
2	20 70	0.85 0.15	1.04 ± 0.014
3	20 70 85	0.84 0.24 -0.08	1.06 ± 0.014
4	20 35 70 85	0.54 0.34 0.20 -0.08	1.07 ± 0.015
5	20 35 70 85 100	0.54 0.34 0.20 -0.06 -0.02	1.08 ± 0.015
6	20 35 55 70 85 100	0.53 0.43 -0.10 0.22 -0.06 -0.02	1.08 ± 0.015

| | Wolfram, 30 cm Zylinder, Optimierung der Binbilder | | |
N	**Bins / keV**	**Gewichte**	$\frac{CNR_N^2}{CNR_1^2}$
1	25-120	1.00	1.00
2	20-70 70-120	0.32 0.68	1.05 ± 0.014
3	20-70 70-85 85-120	0.32 0.19 0.49	1.08 ± 0.015
4	20-35 35-70 70-85 85-120	0.03 0.29 0.19 0.49	1.10 ± 0.015
5	20-35 35-55 55-70 70-85 85-120	0.03 0.13 0.16 0.19 0.49	1.10 ± 0.015
6	20-35 35-55 55-70 70-85 85-100 100-120	0.03 0.05 0.04 0.20 0.19 0.49	1.10 ± 0.015

Tabelle 4: Beste Schwellenpositionen für einen Detektor mit bis zu 6 Zählern und die jeweiligen Mischgewichte zur Verbesserung des CNR^2 in Mischbildern bei Verwendung von Wolfram als Kontrastmittel. Die obere Tabellenhälfte enthält die Ergebnisse für ein zylindrisches Phantom mit 30 cm Durchmesser, die untere Hälfte jene für ein 20 cm Phantom. In allen Fällen sind die CNR^2-Angaben auf den jeweiligen CNR^2-Wert für einen Sensor mit nur einem Zähler normiert.

	Gold, 20 cm Zylinder, Optimierung der Schwellbilder		
N	**THLs / keV**	**Gewichte**	$\frac{CNR_N^2}{CNR_1^2}$
1	25	1.00	1.00
2	20 80	0.91 0.09	1.03 ± 0.010
3	20 25 80	0.51 0.41 0.08	1.04 ± 0.010
4	20 30 55 80	0.61 0.43 -0.13 0.09	1.05 ± 0.010
5	20 25 55 80 95	0.49 0.53 -0.11 0.11 -0.02	1.05 ± 0.010
6	20 25 30 55 80 95	0.47 0.32 0.26 -0.14 0.11 -0.02	1.06 ± 0.010

	Gold, 20 cm Zylinder, Optimierung der Binbilder		
N	**Bins / keV**	**Gewichte**	$\frac{CNR_N^2}{CNR_1^2}$
1	25-120	1.00	1.00
2	20-80 80-120	0.44 0.56	1.05 ± 0.010
3	25-25 25-80 80-120	0.01 0.43 0.56	1.06 ± 0.010
4	25-30 30-55 55-80 80-120	0.03 0.17 0.25 0.55	1.07 ± 0.010
5	20-25 25-55 55-80 80-95 95-120	0.01 0.23 0.21 0.15 0.40	1.08 ± 0.011
6	20-25 25-30 30-55 55-80 80-95 95-120	0.01 0.02 0.17 0.25 0.15 0.40	1.08 ± 0.011

	Gold, 30 cm Zylinder, Optimierung der Schwellbilder		
N	**THLs / keV**	**Gewichte**	$\frac{CNR_N^2}{CNR_1^2}$
1	20	1.00	1.00
2	20 80	0.90 0.10	1.04 ± 0.015
3	20 30 80	0.61 0.30 0.09	1.05 ± 0.015
4	20 30 80 100	0.61 0.30 0.11 -0.02	1.06 ± 0.015
5	20 35 60 80 100	0.64 0.36 -0.11 0.13 -0.02	1.06 ± 0.015
6	20 35 60 80 85 100	0.64 0.36 -0.11 0.16 -0.03 -0.02	1.06 ± 0.015

	Gold, 30 cm Zylinder, Optimierung der Binbilder		
N	**Bins / keV**	**Gewichte**	$\frac{CNR_N^2}{CNR_1^2}$
1	20-120	1.00	1.00
2	20-80 80-120	0.43 0.57	1.05 ± 0.015
3	20-35 35-80 80-120	0.04 0.39 0.57	1.06 ± 0.015
4	20-35 35-60 60-80 80-120	0.04 0.19 0.20 0.57	1.07 ± 0.015
5	20-35 35-60 60-80 80-100 100-120	0.02 0.01 0.19 0.21 0.57	1.07 ± 0.015
6	20-30 30-50 50-60 60-65 65-75 75-120	0.02 0.01 0.02 0.17 0.21 0.57	1.07 ± 0.015

Tabelle 5: Beste Schwellenpositionen für einen Detektor mit bis zu 6 Zählern und die jeweiligen Mischgewichte zur Verbesserung des CNR^2 in Mischbildern bei Verwendung von Gold als Kontrastmittel. Die obere Tabellenhälfte enthält die Ergebnisse für ein zylindrisches Phantom mit 30 cm Durchmesser, die untere Hälfte jene für ein 20 cm Phantom. In allen Fällen sind die CNR^2-Angaben auf den jeweiligen CNR^2-Wert für einen Sensor mit nur einem Zähler normiert.

Anhang zu Kapitel 6

Nachfolgende Abbildungen (1(c), 1(d)) zeigen die finalen Bilder bei gleicher, pixelunabhängiger Regularisierung ($\gamma_j^k = \gamma^k$, $\beta_j^k = \beta^k$, $\beta^k\gamma^k = 1 \cdot 10^{-5}$) sowie bei individueller Regularisierung (1(e), 1(f)) aller Bildpixel. Die Regularisierungsparameter wurden dabei wie in Kapitel 6, Abschnitt 6.3.2 beschrieben bestimmt. Während bei pixelunabhängiger Regularisierung γ^k dem Median des lokalen Bildrauschens im jeweiligen initialen Materialbild (vgl. Abbildungen 1(a) und 1(b)) entspricht, wurde bei der individuellen Regularisierung das lokale Bildrauschen direkt verwendet. Die gezeigten Bilder wurden von den Daten des realistischen Detektors rekonstruiert mit Zählerschwellen bei 20 keV und 80 keV. Es wird deutlich, dass aufgrund der ungenauen Abschätzung des lokalen Bildrauschens gegenüber den initialen Materialbildern keine merkliche Rauschreduktion stattfindet.

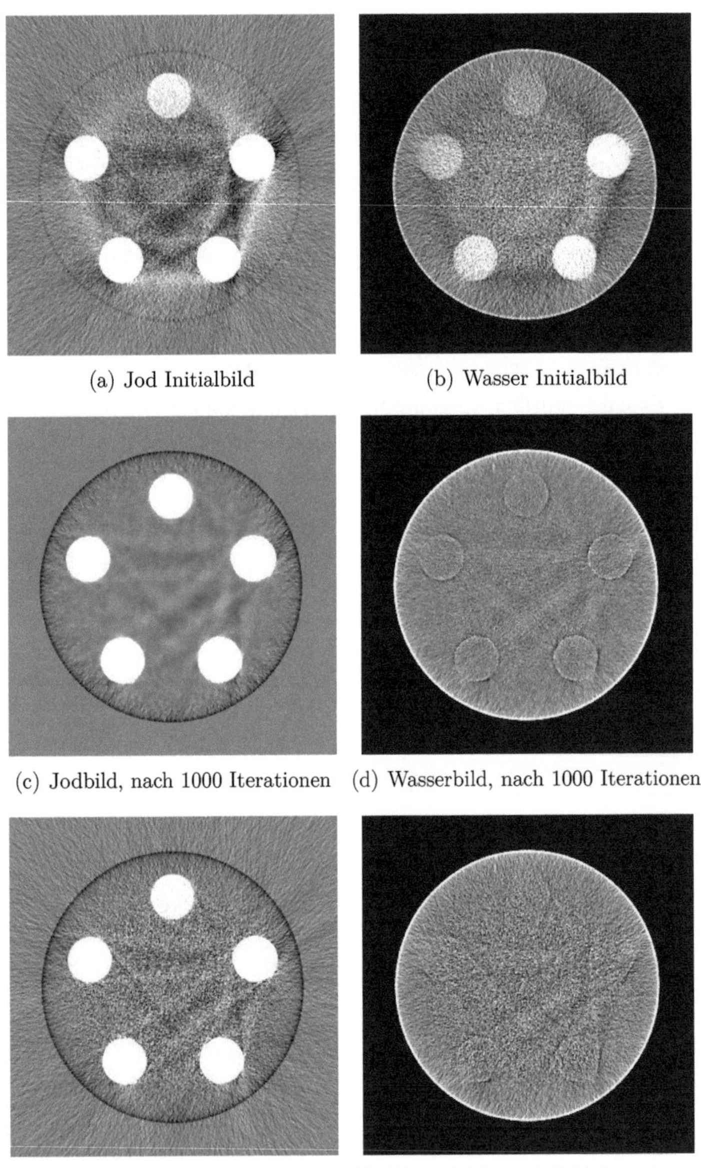

(a) Jod Initialbild   (b) Wasser Initialbild

(c) Jodbild, nach 1000 Iterationen   (d) Wasserbild, nach 1000 Iterationen

(e) Jodbild, nach 1000 Iterationen   (f) Wasserbild, nach 1000 Iterationen

Abbildung 1: Initiale Materialanteile (a,b) sowie Materialanteile nach 1000 Iterationen, für gleiche Regularisierung (c,d) und individuelle Regularisierung (e,f). Rekonstruiert wurden Datensätze des realistischen PCDs mit Zählerschwellen bei 20 keV und 80 keV. Die Fensterung beträgt für die Jodbilder $C = 0$, $W = 3 \cdot 10^{-3}$, für die Wasserbilder $C = 1$, $W = 0.4$.

Literaturverzeichnis

[AGH87] ANGERSTEIN, W.; GURSKY, S.; HEGEWALD, H.: *Grundlagen der Strahlenphysik und radiologischen Technik in der Medizin*. G. Thieme Verlag Leipzig, 1987

[Bae10] BAE, K. T.: Intravenous Contrast Medium Administration and Scan Timing at CT: Considerations and Approaches. In: *Radiology* 256 (2010), S. 32–61. http://dx.doi.org/10.1148/radiol.10090908. – DOI 10.1148/radiol.10090908

[Bal11] BALDA, M.: *Quantitative Computed Tomography*, Friedrich-Alexander-Universität Erlangen-Nürnberg, Diss., 2011 http://www5.informatik.uni-erlangen.de/Forschung/Publikationen/2011/Balda11-QCT.pdf

[Bar65] BARKHAUSEN, H.: *Lehrbuch der Elektronenröhren 1. Band Allgemeine Grundlagen*. 11. S. Hirzel Verlag Leipzig, 1965. – pp 25 S.

[BCH+06] BALLABRIGA, R.; CAMPBELL, M.; HEIJNE, E. H. M.; LLOPART., X.; TLUSTOS, L.: The Medipix3 Prototype, a Pixel Readout Chip Working in Single Photon Counting Mode with Improved Spectrometric Performance. In: *IEEE Nuclear Science Symposium Conference Record* 6 (2006), S. 3557–3561. http://dx.doi.org/10.1109/NSSMIC.2006.353767. – DOI 10.1109/NSSMIC.2006.353767

[BE04] BRENNER, D. J.; ELLISTON, C. D.: Estimated Radiation Risks Potentially Associated with Full-Body CT Screening 1. In: *Radiology* 232 (2004), Nr.

3, S. 735–738. http://dx.doi.org/10.1148/radiol.2323031095. –
DOI 10.1148/radiol.2323031095

[Bee52]   BEER, A.: Bestimmung der Absorption des rothen Lichts in farbigen Flüssig-
keiten. In: *Annalen der Physik* 162 (1852), Nr. 5, S. 78–88 http://dx.doi.
org/10.1002/andp.18521620505. – DOI 10.1002/andp.18521620505

[BEHB01]   BRENNER, D. J.; ELLISTON, C. D.; HALL, E. J.; BERDON, W. E.: Estimated Risks of Radiation-Induced Fatal Cancer from Pediatric CT. In: *American Journal of Roentgenology* 176 (2001), S. 289–296. http://dx.doi.
org/10.2214/ajr.176.2.1760289. – DOI 10.2214/ajr.176.2.1760289

[BF11]   BOAS, F. E.; FLEISCHMANN, D.: Evaluation of two iterative techniques for
reducing metal artifacts in computed tomography. In: *Radiology* 259 (2011),
Nr. 3, S. 894–902. http://dx.doi.org/10.1148/radiol.11101782. –
DOI 10.1148/radiol.11101782

[BNI+09]   BARBER, W. C.; NYGARD, E.; IWANCZYK, J. S.; ZHANG, M.; FREY,
E. C.; TSUI., B. M. B. M. W.; WESSEL, J. C.; MALAKHOV, N.; WAWR-
ZYNIAK, G.; HARTSOUGH, N. E.; GANDHI, T.; TAGUCHI, K.: Characte-
rization of a novel photon counting detector for clinical CT: count rate,
energy resolution, and noise performance. In: *Proc. SPIE* Bd. 7258, 2009
http://dx.doi.org/10.1117/12.813915. – DOI 10.1117/12.813915

[BNK+09]   BALDA, M.; NIEDERLÖHNER, D.; KREISLER, B.; DURST, J.; HEISMANN,
B.: Lookup Table-Based Simulation of Directly-Converting Counting X-Ray
Detectors for Computed Tomography. In: *IEEE Nuclear Science Symposium
Conference Record* Bd. 43, 2009, S. 2588–2593 http://dx.doi.org/10.
1109/NSSMIC.2009.5402016. – DOI 10.1109/NSSMIC.2009.5402016

[Bra82]   BRAUN, E.: *Revolution in miniature: The history and impact of semiconductor electronics.* Cambridge University Press, 1982

[BSM+06]   BRUDER, H.; STIERSTORFER, K.; MCCULLOUGH, C.; RAUPACH, R.;
PETERSILKA, M.; GRASRUCK, M.; SÜSS, C.; OHNESORGE, B.; FLOHR,
T.: Design considerations in cardiac CT. In: *Proc. SPIE* Bd. 6142, 2006
http://dx.doi.org/10.1117/12.651633. – DOI 10.1117/12.651633

[Buz08]   BUZUG, T. M.: *Computed Tomography.* Springer-Verlag Berlin Heidelberg,
2008

[CFAC06]   COLA, A.; FARELLA, I.; AURICCHIO, N.; CAROLI, E.: Investigation of the electric field distribution in x-ray detectors by Pockels effect. In: *Journal of Optics A: Pure and Applied Optics* 8 (2006), Nr. 7, S. S467. http://dx.doi.org/10.1088/1464-4258/8/7/S24. – DOI 10.1088/1464-4258/8/7/S24

[CFMD06]   COLA, A.; FARELLA, I.; MANCINI, A. M.; DONATI, A.: Electric field properties of CdTe nuclear detectors. In: *IEEE Nuclear Science Symposium Conference Record* Bd. 6, 2006, S. 3772–3777 http://dx.doi.org/10.1109/NSSMIC.2006.353814. – DOI 10.1109/NSSMIC.2006.353814

[CGR96]   CASTOLDI, A.; GATTI, E.; REHAK, P.: Three-dimensional analytical solution of the Laplace equation suitable for semiconductor detector design. In: *IEEE Transactions on Nuclear Science* 43 (1996), Nr. 1, S. 256–265. http://dx.doi.org/10.1109/23.485964. – DOI 10.1109/23.485964

[CHK97]   CULLEN, Dermott E.; HUBBELL, John H.; KISSEL, Lynn: EPDL97: the evaluated photon data library,'97 version. In: *UCRL-50400* 6 (1997), Nr. 5, S. 1–35 http://www.ge.infn.it/geant4/temp/saracco/cor/EPDL97.pdf

[CNA05]   CARMI, R.; NAVEH, G.; ALTMAN, A.: Material separation with dual-layer CT. In: *IEEE Nuclear Science Symposium Conference Record* Bd. 4, 2005, S. 367 http://dx.doi.org/10.1109/NSSMIC.2005.1596697. – DOI 10.1109/NSSMIC.2005.1596697

[Cor63]   CORMACK, A. M.: Representation of a function by its line integrals with some radiological application. In: *Journal of Applied Physics* 34 (1963), S. 2722–2727. http://dx.doi.org/10.1063/1.1729798. – DOI 10.1063/1.1729798

[Cor64]   CORMACK, A. M.: Representation of a function by its line integrals with some radiological application II. In: *Journal of Applied Physics* 35 (1964), S. 2908–2913. http://dx.doi.org/10.1063/1.1713127. – DOI 10.1063/1.1713127

[De 93]   DE PIERRO, A. R.: On the relation between the ISRA and the EM algorithm for positron emission tomography. In: *IEEE Transactions on Medical Imaging* 12 (1993), S. 328 – 333. http://dx.doi.org/10.1109/42.232263. – DOI 10.1109/42.232263

[De 95]   DE PIERRO, A. R.: A Modified Expectation Maximization Algorithm for Penalized Likelihood Estimation in Emission Tomography. In: *IEEE Transactions on Medical Imaging* 14 (1995), March, Nr. 1, S. 132–137. http://dx.doi.org/10.1109/42.370409. – DOI 10.1109/42.370409

[DND⁺00]   DE MAN, B.; NUYTS, J.; DUPONT, P.; MARCHAL, G.; SUETENS, P.: Reduction of metal streak artifacts in x-ray computed tomography using a transmission maximum a posteriori algorithm. In: *IEEE Transactions on Nuclear Science* 47 (2000), Nr. 3, S. 977–981. http://dx.doi.org/10.1109/23.856534. – DOI 10.1109/23.856534

[DPGK11]   DESAI, M. A.; PETERSON, J. J.; GARNER, H. W.; KRANSDORF, M. J.: Clinical utility of dual-energy CT for evaluation of tophaceous gout. In: *Radiographics* 31 (2011), Nr. 5, S. 1365–1377. http://dx.doi.org/10.1148/rg.315115510. – DOI 10.1148/rg.315115510

[Dur08]   DURST, J.: *Modellierung und Simulation physikalischer Eigenschaften photonenzählender Röntgenpixeldetektoren für die Bildgebung*, Friedrich-Alexander-Universität Erlangen-Nürnberg, Diss., 2008 http://www.ecap.nat.uni-erlangen.de/publications/pub/2008_Durst_Dissertation.pdf

[EBB99]   ESKIN, J. D.; BARRETT, H. H.; BARBER, H. B.: Signals induced in semiconductor gamma-ray imaging detectors. In: *Journal of applied physics* 85 (1999), Nr. 2, S. 647–659. http://dx.doi.org/10.1063/1.369198. – DOI 10.1063/1.369198

[EF99]   ERDOĞAN, H.; FESSLER, J. A.: Monotonic Algorithm for Transmission Tomography. In: *IEEE Transactions on Medical Imaging* 18 (1999), Nr. 9, S. 801–814. http://dx.doi.org/10.1109/SSBI.2002.1233986. – DOI 10.1109/SSBI.2002.1233986

[EF02]   ELBAKRI, I. A.; FESSLER, J. A.: Statistical Image Reconstruction for Polyenergetic X-Ray Computed Tomography. In: *IEEE Transactions on Medical Imaging* 21 (2002), Nr. 2, S. 89–99. http://dx.doi.org/10.1109/42.993128. – DOI 10.1109/42.993128

[EF03]   ELBAKRI, I. A.; FESSLER, J. A.: Segmentation-free statistical image reconstruction for polyenergetic x-ray computed tomography with experimental validation. In: *Physics in Medicine and Biology* 48 (2003), S.

2453–2477. http://dx.doi.org/10.1088/0031-9155/48/15/314. –
DOI 10.1088/0031–9155/48/15/314

[Ell00]   ELLIS, K. J.: Human body composition: in vivo methods. In: *Physiological
            reviews* 80 (2000), Nr. 2, S. 649–680 http://physrev.physiology.
            org/content/80/2/649

[ESM99]   EISEN, Y.; SHOR, A.; MARDOR, I.: CdTe and CdZnTe gamma ray detectors
            for medical and industrial imaging systems. In: *Nuclear Instruments and
            Methods in Physics Research A* 428 (1999), S. 158–170. http://dx.
            doi.org/10.1016/S0168-9002(99)00003-0. – DOI 10.1016/S0168–
            9002(99)00003–0

[Fan47]   FANO, U.: Ionization Yield of Radiations. II. The Fluctuations of the
            Number of Ions. In: *Physical Review* 72 (1947), Nr. 1, S. 26–29 http://
            dx.doi.org/10.1103/PhysRev.72.26. – DOI 10.1103/PhysRev.72.26

[FDK84]   FELDKAMP, L. A.; DAVIS, L. C.; KRESS, J. W.: Practical cone-beam algo-
            rithm. In: *Journal of the Optical Society of America* 1 (1984), S. 612–619.
            http://dx.doi.org/10.1364/JOSAA.1.000612. – DOI 10.1364/JO-
            SAA.1.000612

[FE98]   FESSLER, J. A.; ERDOĞAN, H.: A paraboloidal surrogates algorithm for
            convergent penalized-likelihood emission image reconstruction. In: *IEEE
            Nuclear Science Symposium Conference Record* Bd. 2, 1998, S. 1132–
            1135 http://dx.doi.org/10.1109/NSSMIC.1998.774361. – DOI
            10.1109/NSSMIC.1998.774361

[FESC02]   FESSLER, J. A.; ELBAKRI, I. A.; SUKOVIC, P.; CLINTHORNE, N. H.:
            Maximum-likelihood dual-energy tomographic image reconstruction. In:
            Proc. SPIE 4684 (2002), S. 38–49. http://dx.doi.org/10.1117/12.
            467189. – DOI 10.1117/12.467189

[FMB+06]   FLOHR, T. G.; McCOLLOUGH, C. H.; BRUDER, H.; PETERSILKA, M.;
            GRUBER, K.; SÜSS, C.; GRASRUCK, M.; STIERSTORFER, K.; KRAUSS,
            B.; RAUPACH, R.; PRIMAK, A. N.; KÜTTNER, A.; ACHENBACH, S.;
            BECKER, C.; KOPP, A.; OHNESORGE, B. M.: First performance evaluation
            of a dual-source CT (DSCT) system. In: *European Radiology* 16 (2006), S.
            256–268. http://dx.doi.org/10.1007/s00330-006-0158-9. – DOI
            10.1007/s00330–006–0158–9

[FSS+11] FUNG, G. S. K.; STIERSTORFER, K.; SEGARS, W. P.; TAGUCHI, K.; FLOHR, T. G.; TSUI, B. M. W.: XCAT/DRASIM: a realistic CT/human-model simulation package. In: *Proc. SPIE* Bd. 7961, 2011 http://dx.doi.org/10.1117/12.878034. – DOI 10.1117/12.878034

[FWD+07] FREY, E. C.; WANG, X.; DU, Y.; TAGUCHI, K.; XU, J.; TSUI, B. M. W.: Investigation of the use of photon counting x-ray detectors with energy discrimination capability for material decomposition in micro-computed tomography. In: *Proc. SPIE* Bd. 6510, 2007 http://dx.doi.org/10.1117/12.711711. – DOI 10.1117/12.711711

[GB99] GIERADA, D.S.; BAE, K. T.: Gadolinium as a CT Contrast Agent: Assesment in a Porcine Model. In: *Radiology* 210 (1999), S. 829–834. http://dx.doi.org/10.1148/radiology.210.3.r99mr06829. – DOI 10.1148/radiology.210.3.r99mr06829

[GBH70] GORDON, R.; BENDER, R.; HERMAN, G. T.: Algebraic reconstruction techniques (ART) for three-dimensional electron microscopy and X-ray photography. In: *Journal of theoretical Biology* 29 (1970), Nr. 3, S. 471–481. http://dx.doi.org/10.1016/0022-5193(70)90109-8. – DOI 10.1016/0022–5193(70)90109–8

[GCL11] GOODSITT, M. M.; CHRISTODOULOU, E. G.; LARSON, S. C.: Accuracies of the synthesized monochromatic CT numbers and effective atomic numbers obtained with a rapid kVp switching dual energy CT scanner. In: *Medical Physics* 38 (2011), S. 2222–2232. http://dx.doi.org/10.1118/1.3567509. – DOI 10.1118/1.3567509

[GD97] GRESKOVICH, C.; DUCLOS, S.: Ceramic Scintillators. In: *Annual Review of Materials Science* 27 (1997), S. 69–88. http://dx.doi.org/10.1146/annurev.matsci.27.1.69. – DOI 10.1146/annurev.matsci.27.1.69

[GJCM09] GRASER, A.; JOHNSON, T. R. C.; CHANDARANA, H.; MACARI, M.: Dual energy CT: preliminary observations and potential clinical applications in the abdomen. In: *European Radiology* 19 (2009), Nr. 1, S. 13–23. http://dx.doi.org/10.1007/s00330-008-1122-7. – DOI 10.1007/s00330–008–1122–7

[Gla95] GLASSER, O.: *Wilhelm Conrad Röntgen und die Geschichte der Röntgenstrahlen.* Springer-Verlag Berlin Heidelberg New York, 1995

[GNA04]   GIERSCH, J.; NIEDERLÖHNER, D.; ANTON, G.: The influence of energy weighting on x-ray imaging quality. In: *Nuclear Instruments & Methods in Physics Research, Section A: Accelerators, Spectrometers, Detectors, and Associated Equipment* 531 (2004), S. 68–74. http://dx.doi.org/10.1016/j.nima.2004.05.076. – DOI 10.1016/j.nima.2004.05.076

[Gre90]   GREEN, P. J.: Bayesian reconstructions from emission tomography data using a modified EM algorithm. In: *IEEE Transactions on Medical Imaging* 9 (1990), S. 84–93. http://dx.doi.org/10.1109/42.52985. – DOI 10.1109/42.52985

[Gun12]   GUNI, E.: *Untersuchung von CdTe als Sensormaterial für die spektroskopische Röntgenbildgebung*, Friedrich-Alexander-Universität Erlangen-Nürnberg, Diss., 2012   http://www.ecap.nat.uni-erlangen.de/publications/pub/2012_Guni_Dissertation.pdf

[Hal36]   HALL, H.: The Theory of Photoelectric Absorption for X-Rays and γ-Rays. In: *Rev. Mod. Phys.* 8 (1936), S. 358–397. http://dx.doi.org/10.1103/RevModPhys.8.358. – DOI 10.1103/RevModPhys.8.358

[Hen89]   HENDEE, W. R.:   Cross sectional medical imaging: A history.   In: *Radiographics* 9(6) (1989), S. 1155–1180.   http://dx.doi.org/10.1148/radiographics.9.6.2685939.   –   DOI 10.1148/radiographics.9.6.2685939

[HL94]   HUDSON, H. M.; LARKIN, R. S.: Accelerated image reconstruction using ordered subsets of projection data. In: *IEEE Transactions on Medical Imaging* 13 (1994), Nr. 4, S. 601–609. http://dx.doi.org/10.1109/42.363108. – DOI 10.1109/42.363108

[HLN76]   HERMAN, G. T.; LAKSHMINARAYANAN, A. V.; NAPARSTEK, A.: Convolution reconstruction techniques for divergent beams. In: *Computers in Biology and Medicine* 6(4) (1976), S. 259–271. http://dx.doi.org/10.1016/0010-4825(76)90065-2. – DOI 10.1016/0010–4825(76)90065–2

[Hou73]   HOUNSFIELD, G. N.: Computerized transverse axial scanning (tomography): Part I. Description of system. In: *British Journal of Radiology* 46 (1973), S. 1016–1022. http://dx.doi.org/10.1259/0007-1285-46-552-1016. – DOI 10.1259/0007–1285–46–552–1016

[HS96]   HUBBELL, J. H.; SELTZER, S. M.: Tables of x-ray mass attenuation coefficients and mass energy-absorption coefficients. In: *National Institute of Standards and Technology* (1996). http://www.nist.gov/pml/data/xraycoef/index.cfm

[HSFS06]   HAINFELD, J. F.; SLATKIN, D. N.; FOCELLA, T. M.; SMILOWITZ, H. M.: Gold nanoparticles: a new X-ray contrast agent. In: *British Journal of Radiology* 79 (2006), S. 248–253. http://dx.doi.org/10.1259/bjr/13169882. – DOI 10.1259/bjr/13169882

[Hub64]   HUBER, P. J.: Robust Estimation of a Location Parameter. In: *Annals of Mathematical Statistics* 35 (1964), S. 73–101. http://dx.doi.org/10.1214/aoms/1177703732. – DOI 10.1214/aoms/1177703732

[HWCW12]   HE, P.; WEI, B.; CONG, W.; WANG, G.: Optimization of K-edge imaging with spectral CT. In: *Medical Physics* 39(11) (2012), S. 6572–6579. http://dx.doi.org/10.1118/1.4754587. – DOI 10.1118/1.4754587

[HWJS04]   HEISMANN, B. J.; WIRTH, S.; JANSSEN, S.; SPREITER, Q.: Technology and image results of a spectral CT system. In: *Proc. SPIE* Bd. 5368, 2004 http://dx.doi.org/10.1117/12.530217. – DOI 10.1117/12.530217

[INM+09]   IWANCZYK, Jan S.; NYGARD, E.; MEIRAV, O.; ARENSON, J.; BARBER, W. C.; HARTSOUGH, N. E.; MALAKHOV, N.; WESSEL, J. C.: Photon counting energy dispersive detector arrays for x-ray imaging. In: *IEEE Transactions on Nuclear Science* 56 (2009), Nr. 3, S. 535–542. http://dx.doi.org/10.1109/TNS.2009.2013709. – DOI 10.1109/TNS.2009.2013709

[Jen06]   JENSEN, J. L. W. V.: Sur les fonctions convexes et les inégalités entre les valeurs moyennes. In: *Acta Mathematica* 30 (1906), Nr. 1, S. 175–193. http://dx.doi.org/10.1007/BF02418571. – DOI 10.1007/BF02418571

[JFSR11]   JOHNSON, T. R. C. (Hrsg.); FINK, C. (Hrsg.); SCHÖNBERG, S. O. (Hrsg.); REISER, M. F. (Hrsg.): *Dual Energy CT in Clinical Practice*. Springer-Verlag Berlin Heidelberg, 2011

[KEKK+12] KAPPLER, S.; E. KRAFT, T. H.; KREISLER, B.; NIEDERLÖHNER, D.; STIERSTORFER, K.; FLOHR, T.: First results from a hybrid prototype CT scanner for exploring benefits of quantum-counting in clinical CT. In:

Proc. SPIE Bd. 8313, 2012 http://dx.doi.org/10.1117/12.911295. – DOI 10.1117/12.911295

[KGJ+10] KAPPLER, S.; GLASSER, F.; JANSSEN, S.; KRAFT, E.; REINWAND, M.: A research prototype system for quantum-counting clinical CT. In: *Proc. SPIE* Bd. 7622, 2010 http://dx.doi.org/10.1117/12.844238. – DOI 10.1117/12.844238

[KGN+09] KAPPLER, S.; GRASRUCK, M.; NIEDERLÖHNER, D.; STRASSBURG, M.; WIRTH, S.: Dual-energy performance of dual kVp in comparison to dual-layer and quantum-counting CT system concepts. In: *Proc. SPIE* 7258 (2009), S. 725842–725842–8. http://dx.doi.org/doi:10.1117/12.811517. – DOI doi:10.1117/12.811517

[KHK+11] KAPPLER, S.; HÖLZER, S.; KRAFT, E.; STIERSTORFER, K.; FLOHR, T.: Quantum-counting CT in the regime of count-rate paralysis: introduction of the pile-up trigger method. In: *Proc. SPIE* Bd. 7961, 2011 http://dx.doi.org/doi:10.1117/12.877939. – DOI doi:10.1117/12.877939

[KJH79] KELCZ, F.; JOSEPH, P. M.; HILAL, S. K.: Noise considerations in dual energy CT scanning. In: *Medical Physics* 6 (1979), S. 418–425. http://dx.doi.org/10.1118/1.594520. – DOI 10.1118/1.594520. – Erratum: Medical Physics, 7(4):388, July 1980.

[KN29] KLEIN, O.; NISHINA, Y.: Über die Streuung von Strahlung durch freie Elektronen nach der neuen relativistischen Quantendynamik von Dirac. In: *Zeitschrift für Physik* 52 (1929), Nr. 853-868, S. 853–868. http://dx.doi.org/10.1007/BF01366453. – DOI 10.1007/BF01366453

[KNSF10] KAPPLER, S.; NIEDERLÖHNER, D.; STIERSTORFER, K.; FLOHR, T.: Contrast-enhancement, image noise and dual-energy simulations for quantum-counting clinical CT. In: *Proc. SPIE* Bd. 7622, 2010 http://dx.doi.org/10.1117/12.843650. – DOI 10.1117/12.843650

[KNWS09] KAPPLER, S.; NIEDERLÖHNER, D.; WIRTH, S.; STIERSTORFER, K.: A Full-System Simulation Chain For Computed Tomography Scanners. In: *IEEE Nuclear Science Symposium Conference Record*, 2009, S. 3433–3436 http://dx.doi.org/10.1109/NSSMIC.2009.5401779. – DOI 10.1109/NSSMIC.2009.5401779

[KPVK86]   KALENDER, W. A.; PERMAN, W. H.; VETTER, J. R.; KLOTZ, E:
Evaluation of a prototype dual-energy computed tomographic appara-
tus. I. Phantom studies. In: *Medical Physics* 13(3) (1986), S. 334–339.
http://dx.doi.org/10.1118/1.595958. – DOI 10.1118/1.595958

[Kre10]   KREISLER, B.: *Simulation of Medical Irradiation and X-Ray Detector Signals*, Friedrich-Alexander-Universität Erlangen-Nürnberg, Diss.,
2010 http://www.ecap.nat.uni-erlangen.de/publications/pub/
2010_Kreisler_Dissertation.pdf

[Kri09]   KRIEGER, H.: *Grundlagen der Strahlungsphysik und des Strahlenschutzes.*
Vieweg + Teubner Wiesbaden, 2009

[Kri13]   KRIEGER, H.: *Strahlungsquellen für Technik und Medizin.* Springer
Fachmedien Wiesbaden, 2013

[KSKV90]   KALENDER, W. A.; SEISSLER, W.; KLOTZ, E.; VOCK, P.: Spiral
volumetric CT with single-breathhold technique, continuous transport,
and continuous scanner rotation. In: *Radiology* 176(1) (1990), S. 181–
183 http://dx.doi.org/10.1148/radiology.176.1.2353088. – DOI
10.1148/radiology.176.1.2353088

[Kuc04]   KUCHLING, H.: *Taschenbuch der Physik.* Carl Hanser Verlag München,
2004

[KVPS90]   KALENDER, W. A.; VOCK, P.; POLACIN, A.; SOURCEK, M.: Spiral-CT: a
new technique for volumetric scans. I. Basic principles and methodology. In:
Röntgenpraxis, Zeischrift für radiologische Technik 43 (1990), S. 323 330
http://www.ncbi.nlm.nih.gov/pubmed/2237644. – PMID 2237644

[KW08]   KAPPLER, S.; WIRTH, S.: Comparison of dual-kVp and dual-layer CT in
simulations and real CT system measurements. In: *IEEE Nuclear Science
Symposium Conference Record*, 2008, S. 4828–4831 http://dx.doi.org/
10.1109/NSSMIC.2008.4774322. – DOI 10.1109/NSSMIC.2008.4774322

[Lam92]   LAMBERT, J. H.: *Lamberts Photometrie:(Photometria, sive De mensura et
gradibus luminis, colorum et umbrae)(1760).* W. Engelmann, 1892 (31-33)

[Lan51]   LANDWEBER, L.: An iteration formula for Fredholm integral equations of
the first kind. In: *American journal of mathematics* 73 (1951), S. 615–624
http://dx.doi.org/10.2307/2372313. – DOI 10.2307/2372313

[LR09]   LEROY, C.; RANCOITA, P.-G.: *Principles of radiation interaction in matter and detection*. Bd. 2. World Scientific, 2009

[LV08]   LA RIVÈRE, P. J.; VARGAS, P.:   Penalized-likelihood sinogram decomposition for dual-energy computed tomography.   In: *IEEE Nuclear Science Symposium Conference Record*, 2008, S. 5166–5169 http://dx.doi.org/10.1109/NSSMIC.2008.4774399. – DOI 10.1109/NSSMIC.2008.4774399

[MAM81]   MARSHALL, W. H.; ALVAREZ, R. E.; MACOVSKI, A.: Initial results with prereconstruction dual-energy computed tomography (PREDECT). In: *Radiology* 140 (1981), S. 421–430 http://dx.doi.org/10.1148/radiology.140.2.7255718. – DOI 10.1148/radiology.140.2.7255718

[Nak99]   NAKAMURA, R.:   Improvements in the X-ray Characteristics of Gd_2O_2S: Pr Ceramic Scintillators.   In: *Journal of the American Ceramic Society* 82 (1999), Nr. 9, S. 2407–2410. http://dx.doi.org/10.1111/j.1151-2916.1999.tb02097.x. – DOI 10.1111/j.1151-2916.1999.tb02097.x

[NKG+04]   NIEDERLÖHNER, D.; KARG, J.; GIERSCH, J.; FIRSCHING, M.; ANTON, G.: Practical aspects of energy weighting in x-ray imaging. In: *IEEE Nuclear Science Symposium Conference Record* Bd. 5, 2004, S. 3191–3194 http://dx.doi.org/10.1109/NSSMIC.2004.1466359. – DOI 10.1109/NSSMIC.2004.1466359

[NM65]   NELDER, J. A.; MEAD, R.: A simplex method for function minimization. In: *Computer Journal* 7 (1965), S. 308–313. http://dx.doi.org/10.1093/comjnl/7.4.308. – DOI 10.1093/comjnl/7.4.308

[Nol13]   NOLTING, W.: *Grundkurs Theoretische Physik 3: Elektrodynamik*. Springer Verlag Berlin Heidelberg, 2013

[PBK+08]   PETERSILKA, M.; BRUDER, H.; KRAUSS, B.; STIERSTORFER, K.; FLOHR, T. G.: Technical principles of dual source CT. In: *European Journal of Radiology* 68 (2008), S. 362–368. http://dx.doi.org/10.1016/j.ejrad.2008.08.013. – DOI 10.1016/j.ejrad.2008.08.013

[PSV09]   PAN, X.; SIDKY, E. Y.; VANNIER, M.: Why do commercial CT scanners still employ traditional, filtered back-projection for image reconstruction? In: *Inverse problems* 25 (2009), Nr. 12, S. 123009. http://dx.doi.org/10.1088/0266-5611/25/12/123009. – DOI 10.1088/0266-5611/25/12/123009

[Rö96]   RÖNTGEN, W. C.: *Eine Neue Art von Strahlung*. Würzburg : Verlag und Druck der Stahel'schen K.B. Hof- und Universitätsbuch- und Kunsthandlung, 1896

[Rad88]   RADEKA, V.: Low-noise techniques in detectors. In: *Annual Review of Nuclear and Particle Science* 38 (1988), Nr. 1, S. 217–277. http://dx.doi.org/10.1146/annurev.ns.38.120188.001245. – DOI 10.1146/annurev.ns.38.120188.001245

[Ram39]   RAMO, S.: Currents induced by electron motion. In: *Proc. Ire* 27 (1939), Nr. 9, S. 584–585. http://dx.doi.org/10.1109/JRPROC.1939.228757. – DOI 10.1109/JRPROC.1939.228757

[SB05]   SEIBERT, J. A.; BOONE, J. M.: X-Ray Imaging Physics for Nuclear Medicine Technologists. Part 2: X-Ray Interactions and Image Formation. In: *Journal of Nuclear Medicine Technology* 33 (2005), Nr. 1, S. 3–18 http://www.ncbi.nlm.nih.gov/pubmed/15731015. – PMID: 15731015

[Sch09]   SCHMIDT, T. G.: Optimal "image-based" weighting for energy-resolved CT. In: *Medical Physics* 36 (2009), S. 3018–3027. http://dx.doi.org/10.1118/1.3148535. – DOI 10.1118/1.3148535

[Sed09]   SEDLMAIR, M.: *Dual Energy CT: Physikalische Modelle und Anwendungen*, Institut für Klinische Radiologie, Ludwig-Maximilians-Universität München, Diss., 2009 https://edoc.ub.uni-muenchen.de/11253/1/Sedlmair_Martin.pdf

[Sei04]   SEIBERT, J. A.: X-ray Imaging Physics for Nuclear Medicine Technologists. Part 1: Basic Principles of X-Ray Production. In: *Journal of Nuclear Medicine Technology* 32 (2004), Nr. 7, S. 139–147

[Sel99]   SELLIN, P. J.: Modelling of the small pixel effect in gallium arsenide X-ray imaging detectors. In: *Nuclear Instruments and Methods in Physics Research Section A: Accelerators, Spectrometers, Detectors and Associated*

Equipment 434 (1999), Nr. 1, S. 75–81. `http://dx.doi.org/10.1016/` `S0168-9002(99)00739-1`. – DOI 10.1016/S0168–9002(99)00739–1

[SFVS08]   SALVAT, Francesc (Hrsg.); FERNÁNDEZ-VAREA, José M. (Hrsg.); SEM-PAU, Josep (Hrsg.): PENELOPE-2008: A Code System for Monte Carlo Simulation of Electron and Photon Transport. In: OECD Nuclear Energy Agency 2008 `https://www.oecd-nea.org/science/pubs/2009/` `nea6416-penelope.pdf`

[Shi05]   SHIKHALIEV, P. M.: Beam hardening artefacts in computed tomography with photon counting, charge integrating and energy weighting detectors: a simulation study. In: Physics in Medicine and Biology 50 (2005), Nr. 24, 5813-5827. `http://dx.doi.org/10.1088/0031-9155/50/24/004`. – DOI 10.1088/0031–9155/50/24/004

[Sho04]   SHOCKLEY, W.: Currents to conductors induced by a moving point charge. In: Journal of Applied Physics 9 (2004), Nr. 10, S. 635–636. `http://dx.doi.org/10.1063/1.1710367`. – DOI 10.1063/1.1710367

[Sie09]   SIEMENS AG, HEALTHCARE SECTOR, COMPUTED TOMOGRAPHY (Hrsg.): SOMATOM Definition Flash System Owner Manual. Forchheim/Germany: Siemens AG, Healthcare Sector, Computed Tomography, 2009

[Sif94]   SIFFERT, P.: Cadmium telluride and related materials as x-ray and gamma-ray detectors: A review of recent progress. In: Proc. SPIE Bd. 2305, 1994, S. 98–109 `http://dx.doi.org/10.1117/12.187258`. – DOI 10.1117/12.187258

[SPH⁺05]   SATO, G.; PARSONS, A.; HULLINGER, D.; SUZUKI, M.; TAKAHASHI, T.; TASHIRO, M.; NAKAZAWA, K.; OKADA, Y.; TAKAHASHI, H.; WATANABE, S. u.a.: Development of a spectral model based on charge transport for the Swift/BAT 32K CdZnTe detector array. In: Nuclear Instruments and Methods in Physics Research Section A: Accelerators, Spectrometers, Detectors and Associated Equipment 541 (2005), Nr. 1, S. 372–384. `http://dx.doi.org/10.1016/j.nima.2005.01.078`. – DOI 10.1016/j.nima.2005.01.078

[Spi05]   SPIELER, H.: Semiconductor Detector Systems. Oxford University Press, New York, 2005

[SRB+04]   STIERSTORFER, K.; RAUSCHER, A.; BOESE, J.; BRUDER, H.; SCHALLER, S.; FLOHR, T.: Weighted FBP—a simple approximate 3D FBP algorithm for multislice spiral CT with good dose usage for arbitrary pitch. In: *Physics in Medicine and Biology* 49 (2004), Nr. 11, S. 2209. http://dx.doi.org/10.1088/0031-9155/49/11/007. – DOI 10.1088/0031-9155/49/11/007

[SRD+08]   SCHLOMKA, J. P.; ROESSL, E.; DORSCHEID, R.; DILL, S.; MARTENS, G.; ISTEL, T.; BÄUMER, C.; HERRMANN, C.; STEADMAN, R.; ZEITLER, G.; LIVNE, A.; PROKSA, R.: Experimental feasibility of multi-energy photon-counting K-edge imaging in pre-clinical computed tomography. In: *Physics in Medicine and Biology* 53 (2008), S. 4031–4047. http://dx.doi.org/10.1088/0031-9155/53/15/002. – DOI 10.1088/0031-9155/53/15/002

[SSV+08]   SZELES, C.; SOLDNER, S. A.; VYDRIN, S.; GRAVES, J.; BALE, D. S.: Challenges of CdZnTe Semiconductor Detectors for Spectroscopic X-Ray Imaging. In: *IEEE Transactions on Nuclear Science* 55 (2008), S. 572–582 http://dx.doi.org/doi:10.1109/TNS.2007.914034. – DOI 10.1109/TNS.2007.914034

[Sut96]   SUTCLIFFE, J. F.: A review of in vivo experimental methods to determine the composition of the human body. In: *Physics in Medicine and Biology* 41 (1996), S. 791–883. http://dx.doi.org/10.1088/0031-9155/41/5/001. – DOI 10.1088/0031-9155/41/5/001

[TBB05]   THOMAS, A. M. K. ; BANERJEE, A. K. ; BUSCH, U.: *Classic papers in modern diagnostic radiology*. Springer, 2005. http://dx.doi.org/10.1007/b138427.

[TFW+10]   TAGUCHI, K.; FREY, E. C.; WANG, X.; IWANCZYK, J. S.; BARBER, W. C.: An analytical model of the effects of pulse pileup on the energy spectrum recorded by energy resolved photon counting x-ray detectors. In: *Medical Physics* 37 (2010), Nr. 8, S. 3957–3969. http://dx.doi.org/10.1118/1.3429056. – DOI 10.1118/1.3429056

[TKK+10]   THOMAS, C.; KORN, A.; KRAUSS, B.; KETELSEN, D.; TSIFLIKAS, I.; REIMANN, A.; BRODOEFEL, H.; CLAUSSEN, C.D.; KOPP, A.F.; ERNEMANN, U.; HEUSCHMID, M.: Automatic bone and plaque removal using dual energy CT for head and neck angiography: Feasibility and initial performance evaluation. In: *European Journal of Radiology* 76 (2010), Nr. 1, S. 61 – 67. http://dx.doi.org/10.1016/j.ejrad.2009.05.004. – DOI 10.1016/j.ejrad.2009.05.004

[TSBH07] THIBAULT, J.-B.; SAUER, K. D.; BOUMAN, C. A.; HSIEH, J.: A three-dimensional statistical approach to improved image quality for multislice helical CT. In: *Medical Physics* 34 (2007), Nr. 11, S. 4526–4544. http://dx.doi.org/10.1118/1.2789499. – DOI 10.1118/1.2789499

[TSKB09] TAGUCHI, K.; SRIVASTAVA, S.; KUDO, H.; BARBER, W. C.: Enabling photon counting clinical x-ray CT. In: *IEEE Nuclear Science Symposium Conference Record*, 2009, S. 3581–3585 http://dx.doi.org/10.1109/NSSMIC.2009.5401823. – DOI 10.1109/NSSMIC.2009.5401823

[TST⁺12] TAGUCHI, K.; SRIVASTAVA, S.; TANG, Q.; CAFFO, B. S.; IWANCZYK, J. S.; HARTSOUGH, N. E.; BARBER, W. C.; CAMMIN, J.: Pulse pileup statistics for energy sensitive photon counting detectors with pulse height analysis. In: *Proc. SPIE* Bd. 8313, 2012 http://dx.doi.org/10.1117/12.911365. – DOI 10.1117/12.911365

[TW01] TAKAHASHI, T.; WATANABE, S.: Recent progress in CdTe and CdZnTe detectors. In: *IEEE Transactions on Nuclear Science* 48 (2001), Nr. 4, S. 950–959. http://dx.doi.org/10.1109/23.958705. – DOI 10.1109/23.958705

[WG76] WIELOPOLSKI, L.; GARDNER, R. P.: Prediction of the pulse-height spectral distortion caused by the peak pile-up effect. In: *Nuclear Instruments and Methods* 133 (1976), Nr. 2, S. 303–309. http://dx.doi.org/10.1016/0029-554X(76)90623-6. – DOI 10.1016/0029-554X(76)90623-6

[Whi77] WHITE, D. R.: An analysis of the Z-dependence of photon and electron interactions. In: *Physics in Medicine and Biology* 22 (1977), Nr. 2, 219-228. http://dx.doi.org/10.1088/0031-9155/22/2/003. – DOI 10.1088/0031-9155/22/2/003

[WLHJ02] WIEST, P. W.; LOCKEN, J. A.; HEINTZ, P. H.; JR., F. A. M.: CT scanning: A major source of radiation exposure. In: *Seminars in Ultrasound, CT and MR* 23 (2002), S. 402–410. http://dx.doi.org/10.1016/S0887-2171(02)90011-9. – DOI 10.1016/S0887-2171(02)90011-9

[WZS12]   WANG, X.; ZAMYATIN, A.; SHI, D.:   Dose reduction potential with photon counting computed tomography. In: *Proc. SPIE* Bd. 8313, 2012 http://dx.doi.org/10.1117/12.911631. – DOI 10.1117/12.911631

[ZS08]   ZOU, Y.; SILVER, M. D.:   Analysis of fast kV-switching in dual energy CT using a pre-reconstruction decomposition technique.   In: *Proc. SPIE* Bd. 6913, 2008 http://dx.doi.org/10.1117/12.772826. – DOI 10.1117/12.772826

Journalartikel

[WBKS+14] WEIDINGER, T.; BUZUG, T. M.; FLOHR, T.; KAPPLER, S.; STIERSTOR-
FER, K.: Polychromatic Iterative Statistical Material-Image Reconstruction
for Photon-Counting Computed Tomography. *Hindawi Publishing*, (2015)

Konferenzbeiträge

[KHK+13] KAPPLER, S.; HENNING, A.; KRAUSS, B.; SCHÖCK, F.; STIERSTORFER,
K.; WEIDINGER, T.; FLOHR, T.: Multi-energy performance of a research prototype CT scanner with small-pixel counting detector. In: *Proc.
SPIE* Bd. 8669, 2013 http://dx.doi.org/10.1117/12.2006747. – DOI
10.1117/12.2006747

[WBF+11] WEIDINGER, T.; BUZUG, T.M.; FLOHR, T.; FUNG, G. S. K.; KAPPLER,
S.; STIERSTORFER, K.; TSUI, B. M. W.: Simulation of ultra low-dose
scans in quantum counting clinical CT. In: *Nuclear Science Symposium
Conference Record*, IEEE, 2011 http://dx.doi.org/10.1109/NSSMIC.
2011.6152676. – DOI 10.1109/NSSMIC.2011.6152676

[WBF+12] WEIDINGER, T.; BUZUG, T. M.; FLOHR, T.; FUNG, G. S. K.; KAPP-
LER, S.; STIERSTORFER, K.; TSUI, B. M. W.: Investigation of ultra
low-dose scans in the context of quantum counting clinical CT. In: *Proc.
SPIE* Bd. 8313, 2012 http://dx.doi.org/10.1117/12.911331. – DOI
10.1117/12.911331

[WBF⁺13] WEIDINGER, T.; BUZUG, T. M.; FLOHR, T.; KAPPLER, S.; SCHÖCK, F.; STIERSTORFER, K.: Threshold optimization for efficient contrast imaging with quantum counting CT detectors. In: *Proc. SPIE* Bd. 8668, 2013 http://dx.doi.org/10.1117/12.911331. – DOI 10.1117/12.911331

Stichwortverzeichnis

Danksagung

An dieser Stelle möchte ich allen Personen danken, die mich während der Durchführung und Anfertigung dieser Arbeit begleitet und unterstützt haben. Mein Dank gilt in erster Linie Herrn Prof. Dr. Thorsten Buzug, der mir die Möglichkeit gab, diese Arbeit in Kollaboration mit Siemens Healthcare durchzuführen.

Ebensolcher Dank gebührt Dr. Thomas Flohr, Dr. Karl Stierstorfer und Dr. Steffen Kappler, die mir die Gelegenheit gaben, die Studien für die vorliegende Arbeit in ihrem Unternehmen durchzuführen. Für die einmalige Möglichkeit, meine Untersuchungen mit gemessenen Daten zu untermauern und an der Entwicklung des Prototyp-Scanners mitwirken zu können, bin ich besonders dankbar.

Ohne die Hilfe und Unterstützung meiner Kollegen und Freunde bei Siemens Healthcare und am IMT in Lübeck wäre diese Arbeit nicht entstanden. Daher möchte ich mich an dieser Stelle persönlich ganz herzlich bei ihnen bedanken:

Katharina Hahn (Siemens Healthcare)
Lukaš Ličko (Siemens Healthcare)
Andreas Krauss (Siemens Healthcare)
Nicole Haag (Siemens Healthcare)
Daniel Bärthel(Siemens Healthcare)
Friederike Schöck (Siemens Healthcare)
André Henning (Siemens Healthcare)
Johan Sunnegøardh (Siemens Healthcare)
Herbert Bruder (Siemens Healthcare)
Mandy Ahlborg (IMT Uni Lübeck)
Jan Müller (IMT Uni Lübeck)

Julia Levakhina (IMT Uni Lübeck)
Maik Stille (IMT Uni Lübeck)
Ksenija Gräfe (IMT Uni Lübeck)
Christian Käthner (IMT Uni Lübeck)

Nicht unerwähnt bleiben soll die freundliche Zusammenarbeit mit Infinite Science Publishing, ohne die dieses Buch nicht in so ansprechender Form erschienen wäre.

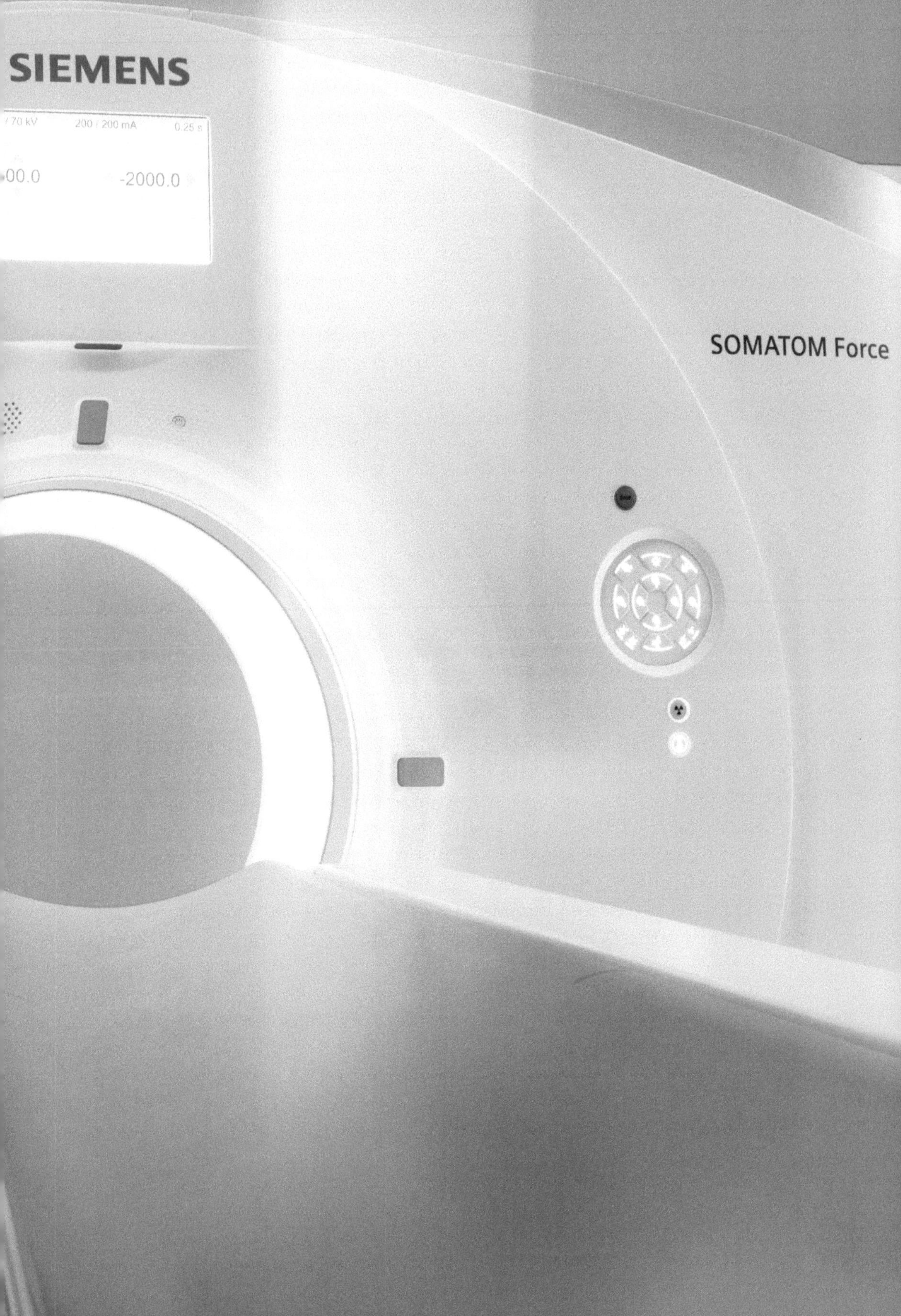
SIEMENS
70 kV   200 / 200 mA   0.25 s
00.0   -2000.0
SOMATOM Force

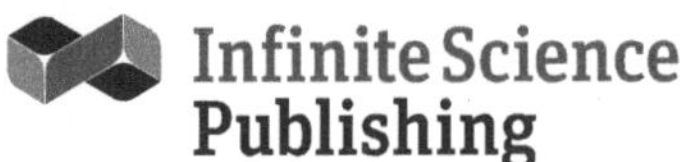